一歩抜け出す 未来志向の歯科医ライフ

有本博英
賀久浩生　著
篠原範行

医歯薬出版株式会社

This book was originally published in Japanese under the title of :

IPPONUKEDASU MIRAISHIKO-NO SHIKAIRAIFU
(The Life of Visionally Dentist)

ARIMOTO, Hirohide
　E-Smile Orthodontic Office
John K. Kaku
　Super Smile International Orthodontics
SINOHARA, Noriyuki
　SmileOn Orthodontics

© 2014 1st ed.

ISHIYAKU PUBLISHERS, INC.
　7-10, Honkomagome 1 chome, Bunkyo-ku,
　Tokyo 113-8612, Japan

プロローグ

いま，この本を開いてくださっている方の中で，日本の歯科の未来に不安が全くないという人はいらっしゃるでしょうか？

世間では，何かといえば，歯科医は過剰でコンビニより多いとか，歯学部定員割れとか，ワーキングプアとか，歯科をめぐる話題にはろくなものがありません．

特に，歯学部の学生さん，開業前や開業直後のドクターたちは，これからどうなるのかと不安に思われているかもしれません．もしかしたら，歯科医を選ばずに医師にしておけばよかったかな？　などと思っていらっしゃるかもしれませんね．

でも，「大丈夫です．日本の歯科の未来は明るく，歯科医はまだまだ不足していて，たぶんこれからもっともやりがいのある医療分野になります」といわれたらどう思いますか？

これからますます高齢化が進む社会において，予防で歯の悪い人は少なくなり，政府は歯科医療の予算を削減するという中で，どうしてそんなことがいえるのか？　それらの答えは，ちょっと視点を変えることで明らかになってきます．

本書は，3人の現役矯正歯科医の経験をもとに書かれています．私たちはたまたま機会があって，海外の学会やセミナーなどによく参加するようになりました．そうすると，海外のドクターから日本の歯科事情についていろいろと質問を受けたり，日本と海外のオフィスや治療システムの違いなどについて，考えざるをえなくなります．

そうした中で感じられたものが，

▶日本の歯科界はマーケットとしてみると，ほとんど未開の地であるということ

▶これからの高齢化クオリティ社会にはプロの連携治療が必要だということ

▶医療はドクター・スタッフ・患者のチームで達成するものであること

などであり，さらに，

▶歯科界が変わることで，日本社会を変える力につながるのではないかということ

でした．

本書の基本的なメッセージは,「歯科医ライフを楽しもう!」です．私たち3人は,歯科医としてのキャリアが楽しくて仕方がないのです．
　多くのスタッフたちとのチームワークで,自分の最良の力を出して患者さんに満足してもらう治療ができたときほど充実するものはありません．それが他院の専門医との連携治療で成し遂げたものであればなおさらです．

　とある40代の患者さんは,10代で片側下顎臼歯を喪失し,ずっと義歯を入れずにきたために残存歯が傾斜し,顎堤も吸収して,そのままでは補綴処置も難しい状況にありました．いろんな歯科医院を訪ねましたが,どこでも治療は無理といわれ,そのうち総入れ歯になるんだと「人生を」諦めていたそうです．しかし,矯正専門医と歯周病専門医,補綴専門医による連携で,PAOOという骨造成を伴う歯周外科処置を併用した矯正治療を行い,最終補綴処置をすることができました．

　「こんな日が来るなんて,思ってもいませんでした．ここに来てみなさんと会うのが楽しみでした．治療が終わってしまうのが寂しい」
　この患者さんは,これまでの人生のほとんどを臼歯で咀嚼することなく過ごしてきたのですが,40代といえばまだまだ人生半ば．歯科治療をきっかけに,残りの人生が変わったのです．
　このような,「患者さんの人生を変える歯科治療」を経験された先生は決して少なくないはずです．

　医師は「患者さんの生死にかかわる仕事」をしているかもしれません．でも,歯科医は患者さんの「残りの人生にかかわる仕事」をしているのです．

どんな小さな治療でも，もちろん大きな治療でも，歯科医は患者さんの残りの人生を変えるために仕事をしています．一人ひとりの患者さんの人生がよりよく変われば，結果的にはよりよく社会を変えることにつながるはず．そう考えると，歯科医の仕事って素晴らしいと思いませんか？

　このような治療が日常的になされるためにも，少し視点を変える必要があります．
　本文にも書かれていますが，日本に来た海外の歯科医からみれば，日本は歯科医天国だそうです．これは，われわれ日本の歯科プロフェッショナルにとってとても不名誉なことですが，街を歩く人の歯があまりに悪いから……．
　19世紀初頭，アフリカに来た2人の靴のセールスマンがマンチェスターの本社に全く正反対の電報を打ったそうです．
　1人は「絶望的、計画を中止せよ．靴を履く人はおらず」
　もう1人は「すごい市場を発見．まだ誰も靴を履いていない」
　みなさんが，まだ誰も靴を履いていないアフリカの地で靴を売ることになったら何をしますか？

　　　　靴を履くことがどれだけ素晴らしいかを，
　　　　靴を履くことがどれだけ衛生的かを，
　　　　靴を履くことでどれだけ怪我を防げるかを，
　　　　靴を履くことでどれだけ遠くまで歩けるようになるかを，
　　　　靴を履くことがどれだけおしゃれかを，
　　　　靴を履くことで……

つまり靴を履く「価値」をありとあらゆる手段で伝えるはずです．

　価値が伝わらなかったら，売れるものも売れるはずがありません．それこそ絶望的です．

　本書を読めば，日本の歯科界がちょっと違った風景にみえてくると思います．

　　2014年2月　　　　　　　　有本博英　賀久浩生　篠原範行

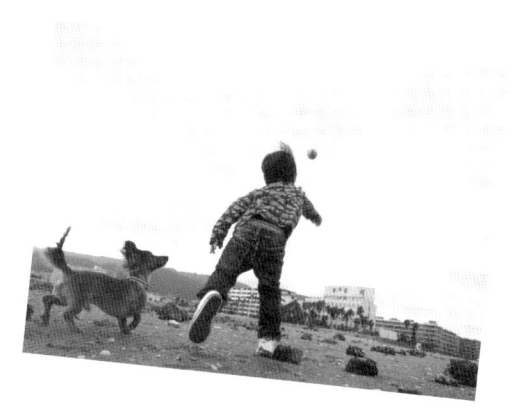

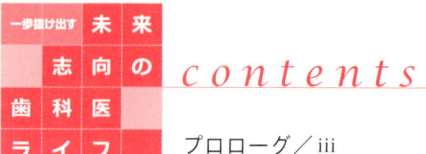

contents

プロローグ／iii

I 日本の歯科は未開の地 ……有本博英／2

1. アメリカで日本人を見分けるのは簡単だ
 ——いま，この日本で歯科医をするという意味／4
2. 歯が痛いからちょっと歯医者にいって来る?!
 ——理想的な歯科の仕事と日本の現状／8
3. 難症例とインプラント——日本の歯科をめぐる環境／14
4. スマイル＝身だしなみ——海外でなぜ矯正歯科治療が常識なのか?／20
5. ブランド好きの日本人はブランドになれるか
 ——日本人を元気にするのは歯科プロフェッショナルの仕事／26

II 武器を手に入れる歯科医ライフ ……篠原範行／30

1. どこか，いい歯医者さん知りませんか？
 ——コモディティ化している歯科医療／32
2. あなたじゃなきゃダメ——コモディティ化を抜け出すための武器は？／34
3. 幸せとは，自分の不幸せに気づかないことである
 ——海外の学会への参加が自分の壁を破る／37
4. 世界の中心でスタッフと叫ぶ——海外の学会に参加するメリット／41
5. 先生，そんなことも知らないの？——グローバリゼーションの加速／45
6. その治療に妥当性はあるの？——予防歯科ブームがもたらしたもの／51
7. チームでゴールを共有せよ
 ——インターディシプリナリートリートメントを目指して／55
8. わらしべ長者／59

III 学校では習わないオフィスづくり 1
他とは違う尖ったオフィスを目指す ……賀久浩生／60

1. 「何かあったときは頼む……」——アメリカ留学と帰国／62
2. 非常識の力——銀行から融資を断られる／66
3. 歌舞伎町で矯正・小児歯科専門医院——ポジショニングを明確に／69

4．トランク2つだけで夢をみる
　　　──夢のような生活をしていたアメリカの教授たち／73
5．「開業当初は時間があるでしょう？」──メンター，仲間との出会い／77
6．家賃250万円のマンションに仮住まい
　　　──2軒めのオフィスを開くことになったわけ／81
7．最低100坪のオフィス──自分の強みと顧客の価値を一致させる／85
8．巨大ネズミに足をかじられたら……
　　　──自分たちが幸せにしたい人は誰か？／89

　学校では習わないオフィスづくり 2
チームワークがすべて　　　　　賀久浩生／92

1．チームがなければ私も引退──チーム力がオフィスの成功を決める／94
2．最初のスタッフは女子高生?!
　　　──スタッフ採用にあたって大切にしていること／96
3．「少しのがんばり」をがんばってもらう
　　　──最強チームをつくるスタッフ教育とは？／99
4．自分とは違う考えの人がいる
　　　──チームが最大限のパワーを発揮するために／103
5．オフィス内ではいつも笑顔
　　　──チームの連帯感をキープする秘訣とは？／110

　世界に負けない
日本ならではのクオリティを　　　　　有本博英／112

1．腕のよいドクターの限界
　　　──「機能的で審美的な咬合」をつくるのは最初のステップにすぎない（レベル1）／114
2．多忙なビジネスマンにフロスをさせろ！
　　　──健康な口腔を維持させることができる状態（レベル2）／118
3．歯科医療はもはや医療ではなくなる
　　　──オーラルパワーが日本を変える（レベル3＆4）／124

文献／128

［イラスト］サンゴ

I 日本の歯科は未開の地

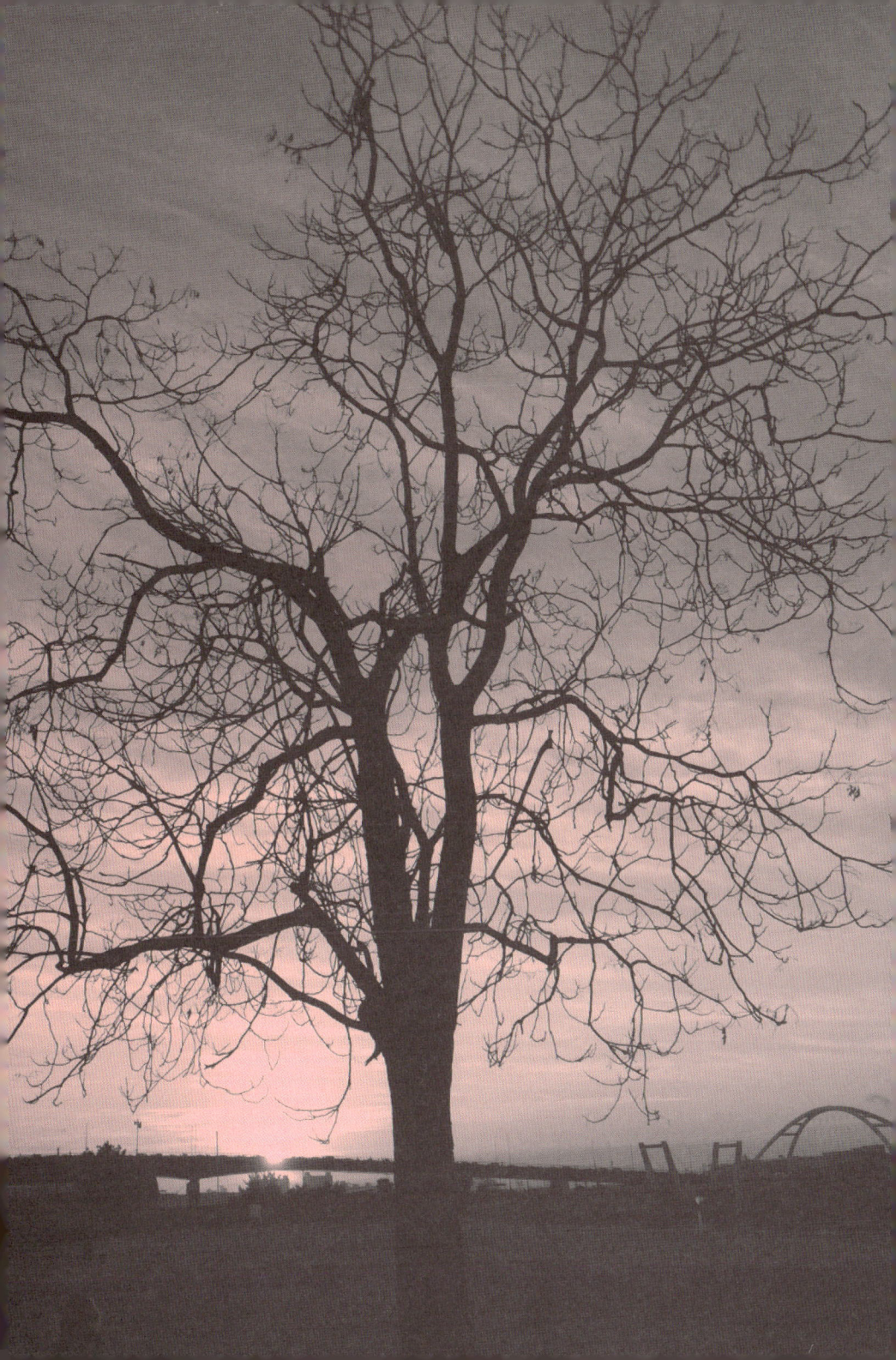

I-1 アメリカで日本人を見分けるのは簡単だ

いま，この日本で歯科医をするという意味

サンフランシスコ空港にて

入国審査官（以下，入）：「アメリカに来た目的は？」
有本（以下，有）：「歯科の学会です．矯正歯科医なんです」
入：「矯正歯科医だって？　きっと君は大忙しだろうね．日本人の歯は悪いからね」
有：「そう思いますか？」
入：「僕はここでいろんな国の人の顔をみているんだ．いっちゃあ悪いが**日本人の歯は……最低だ**．あんまりこんなことはいいたくないが，中国人や韓国人のほうがはるかにいいよ．日本はテクノロジーもファッションもあんなに最先端をいっているのに，歯はなんでひどいのか……実に不思議でならないよ．君は歯科医なんだからしっかりがんばって働かないと」
有：「おっしゃる通りですね．がんばりますよ」

『週刊東洋経済』の 2007 年 4 月 28 日，5 月 5 日合併号において，「日本は歯科医過剰であり，歯科医 5 人に 1 人がワーキングプア」と掲載されました[1]．また，2013 年 7 月号の『ZAITEN』（財界展望）の表紙には『歯科医「倒産ラッシュ」の悪夢』というタイトルが踊りました[2]．

しかし，日本の歯科医が経済的に追い込まれているのは，本当に歯科医が過剰で，仕事がないせいなのでしょうか？
海外の歯科医の目には，そのように映っていないようです．

2011年の秋に，アングルソサエティというアメリカでもっとも伝統のある矯正歯科専門医の学会が，日本ではじめて京都で開催されました．一般的なアメリカの歯科医にとって，太平洋を越えて日本に来るなどというイベントはほとんどありません．そんな彼らを京都・奈良に案内したところ，美しい日本庭園や，木でつくられた壮麗な神社仏閣，芸術的な日本食に感嘆しつつ漏らしたのは，**「日本は矯正歯科医にとって天国だね」**ということでした．あまりにも歯並びの悪い日本人ばかりだ，というのです．

　実際，こうした話には事欠きません．たとえば，「アメリカでアジア人の中から日本人を見分けるのは簡単だ．ブランドバッグを持っていて歯並びの悪いのが日本人」といわれたり，中国のインターネット掲示板で，「日本女性の歯はびっくりするくらいヒドイ」といわれたりしています．
　海外の人に，日本人の歯のクオリティはかなり低レベルと思われているのは間違いありません．

　著者らは学会などで年3～5回くらい，海外に出る機会があります．職業病のようなもので，どこにいっても現地の方の歯をみてしまいますが，ひいき目にみても，日本人の歯が悪いということを否定できそうにありません．
　歯並びだけでなく，海外ツアーなどに参加されている，中高年の金銭的に余裕のある方々の典型的な口元は，マージン不適合で色の悪いクラウンをかぶって，やや唇側傾斜した上顎前歯に，叢生で茶色くなった下顎前歯，小臼歯に光る可撤床義歯のクラスプといった状態です．

　一般の人々ばかりか，日本では，テレビに出るタレントや俳優の中にも，歯や歯並びの悪い人が少なくありません．アメリカ，ヨーロッパや韓国，台湾など，いわゆる先進国のタレントの中に，同じような口元の人をみることは，まずありません．

日本は先進国で，豊かな物質社会を享受していますが，口腔健康レベルにおいて先進国であるとは，とても胸を張っていえる状態にありません．「日本は歯科医天国だね」と海外のドクターから嫌みをいわれても仕方がない状況なのです．

　そのような歯の状態で，日本人は平気なのでしょうか．

　アラインテクノロジージャパン社が2012年に行った歯や歯並びに対する意識調査によれば，
- 「歯並びは笑顔の印象を左右する」日本85.0%，米国89.0%，中国90.5%
- 「歯並びは口腔内の健康に影響する」日本73.5%，米国71.0%，中国70.0%

という結果で，**歯や歯並びについて決して意識が低いわけではなさそうです．**

　歯や歯並びの悪い人が多いけれど，口腔の健康についての意識は高い日本において，歯科医は本当に過剰といえるのでしょうか？

　WHOの2006年のWorld Health Reportによれば，日本の歯科医の数は，人口10,000人あたり7.1人です．WHO加盟国中第26位で，アメリカの16.3人をはじめ，フィンランド：12.8人，ブラジル：11.1人，オーストラリア：11人，イギリス：10.1人，ドイツ：7.8人などと比べると，**先進国の中でもかなり少ない**ことがわかります．

　では，歯科医が日本の倍以上もいる「歯科医過剰」のアメリカでは，歯科医の仕事はなく，ワーキングプアな状態なのでしょうか？

　US Newsのレポートは，職業ランキングのベスト100を発表しています．

これは，収入だけでなく，ワークライフバランスなども含めた総合ランキングですが，**2013年度の1位は歯科医**で，その平均年収は$142,740（約1,400万円）でした．そして，2020年までに，歯科医数は21%の増加が予想されるとしています．ちなみに，歯科衛生士は10位です．多くがパートタイムで働いているにもかかわらず，平均年収は$69,280（約700万円）で，2010年現在，アメリカに18万人いますが，2020年までに40%，あと80,000人増えるだろうと予想されています．

アメリカの歯学部の学費は高騰しており，2001年に年間$30,000（約300万円）程度だったものが，2010年には$50,000（約500万円）近くに跳ね上がっています．けれども年々希望者は増え，入学は難しくなっているといいます．

つまり，**アメリカでは人口あたりの歯科医の数が日本の2倍以上にもかかわらず，経済的にも豊かでさらに歯科医を増やそうとしている**のです．
一方，**日本では，歯の悪い人がいっぱいいて，歯をよくしたいと思っているにもかかわらず，歯科医は「ワーキングプア」と経済雑誌に書かれる**ような現実があります．

何か，おかしいと思いませんか？

何が，おかしいのでしょうか？

21世紀の日本の歯科界を絶望的状況から「すごい市場」にパラダイムシフトさせるためには，日本で行われている歯科医療について，ちょっと外から眺め，問題点を再認識し，その世界を切り開く武器が必要です．

I-2 歯が痛いからちょっと歯医者にいって来る?!
理想的な歯科の仕事と日本の現状

1．本来の歯科の仕事

　歯科のプロフェッショナルとして本来の仕事って何でしょうか？

　それは，「健康な口腔の持続可能な状態」をつくり，それを「維持・継続させること」です．私たちはそれを，**「サステイナブルな治療」** と呼んでいます[3]．

　サステイナブルとは，周りの環境と調和を保ちながら，持続可能性の高い状態という意味です．

　ライフサイクル上で歯の健康状態の変化を考えてみると，その理想的なラインは，乳歯列〜混合歯列〜永久歯列の完成という成長期を経て，加齢期に入ることです（**図1**）．この理想的なラインに乗っている人は，「健康な口腔の持続可能な状態」といえますので，そのような人に対しては，「維持・継続させること」が歯科プロフェッショナルの仕事になります．いわゆる「予防歯科」はこの部分の仕事を指します．**維持・継続させるための知識と技術を患者さんに教育し，プロフェッショナルクリーニングなどのメインテナンスを行うのはおもに歯科衛生士の仕事です．**

　しかし，最初からこのような理想的なラインに乗っている人はほとんどいません．このラインからそれ始めたときや，それた状態であるときが歯科医の出番です．そして，それぞれのステージにおいて，この理想的なラインからそれるリスクの種類が異なります．大雑把にいって，乳歯列期〜混合歯列期にかけては齲蝕のリスク，混合歯列期〜永久歯列完成期にかけては不正咬合成立のリスク，永久歯列完成後〜加齢期にかけては歯周病のリスクが高くなります．

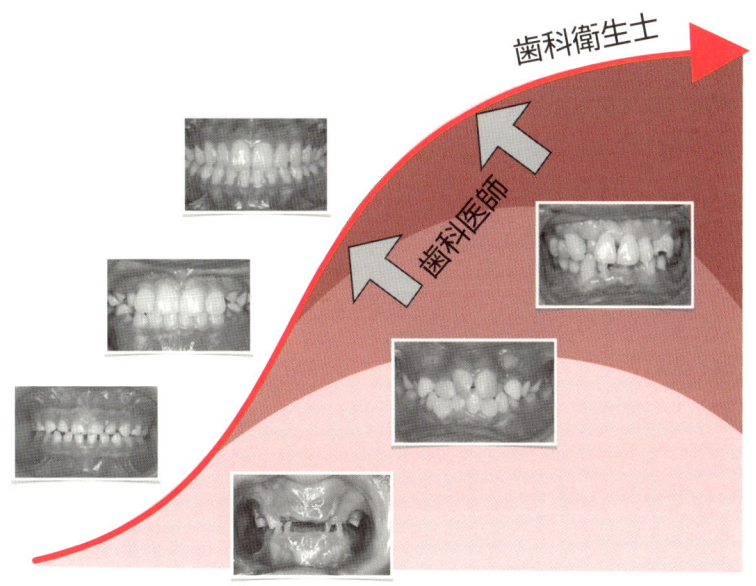

図1 ライフステージと歯の健康クオリティ

　実際,年齢が上がるにつれて,歯の喪失理由は齲蝕から歯周病へと移行します.そしてこれらの悪影響は蓄積します.つまり,乳歯が齲蝕だらけの状態では,歯の交換期に正常な位置への萌出・配列が難しくなって不正咬合へとつながり,不正咬合があると不潔域が多くなって,歯周病のリスクが高くなります.

　そこで,歯科医が治療を行うわけですが,ポイントはあくまでも「持続可能な状態」にもっていくということ,つまり,理想的なラインからそれて,図の右側の状態にいる患者さんを左側のエリアに運んであげること.**「持続可能な状態」にもっていくことこそが歯科医の本来の仕事です.**

　幼少期の齲蝕であれば,齲蝕治療だけで済むかもしれませんが,永久歯列期に入って,不正咬合があれば矯正治療もせざるを得ません.不正咬合を改

善しないまま，たとえ歯周治療や齲蝕治療を行っても，それは「健康な口腔の持続可能な状態」にしたとはいえないのです．健康な歯は素材であり，矯正治療は土台（歯周組織）を含めた建築構造物の構築です．歯周治療や補綴治療は，これらの「基礎」の上に成り立たせないと，持続可能性（サステイナビリティ）は低くなってしまいます．

2. 本来の治療をしたいけれど……

　サステイナビリティの高い治療こそが，歯科の本来の仕事であるべきなのですが，このような歯科治療を行わせてもらえることは非常に少ないのが現実です．多くの歯科医が，「健康な口腔の持続可能な状態」というものをゴールとして明確に認識した治療をしておらず，**「悪いところだけを治す」ということに終始**せざるをえないからです．これは，前述した理想的なラインの右側の範囲内で，その位置を**維持するためだけの治療**です．

　たいていの日本人は，歯科医院といえば，「悪くなったらいくところ」という認識をもっています．だから，患者さん自身が悪くなったと認識しないかぎり歯科医院にいくことはありません．しかも，患者さんが考える「悪いところ」とは「痛いところ」であり，歯科医院にいったときには，病変がすでにかなり進行してしまっています．そして，「悪いところ」さえ治してもらえれば，つまり痛みが取れればとりあえず満足するのです．
　また，患者さんは，そうした歯科治療は保険を利用できて当然と考えていますが，保険の診療内では，医療者として十分な治療ができないことも多いのです．

　保険診療で理想的な治療ができないというのは昔からいわれていることで，予防的な処置は保険適用外ですし，通常の歯科処置でも，十分な処置をしようとしたら，「割に合わない」ことがほとんどです．

たとえばごく単純なインレーの処置を考えてみましょう．齲蝕部分を精密に削除するために，数十万円の拡大鏡や数百万円の顕微鏡を使います．そうして精密に形成した歯を，シリコンで精密印象，もしくはレーザー機器を使って光学印象します．精度の高い補綴物は熟練した歯科技工士によって芸術的な技で作成され，口腔内でさらにミクロン単位で微調整されるのです．

　これで，保険適用で6,000円程度の診療報酬ですが，このようなきちんとした治療をしていこうと思えば，設備投資，材料の投資，治療時間のコスト，学会や研修会への参加のコストなどを考えると，とてもやっていけるものではないことがわかるでしょう．
　ちなみにインレーの治療費はフランスやドイツだと約25,000円．アメリカでは108,000円だそうです[4]．

　しかし，患者さんが自費で治療をさせてくれるのは，多くの場合，見た目に影響する前歯だけで，前歯だけ「よい材料で」ということが多いのです．もし前歯が歯列不正にもなっていた場合，補綴治療のついでに，ねじれていた歯を真っすぐに，出ていた歯を引っ込めてほしいと要求されます．真の歯軸とは異なる歯冠形態の，構造的にも弱いクラウンを装着するという「不十分な治療」の成立です．

　このようにして，悪くなったら治療することを繰り返す患者さんに対して，そのたびに「不十分な治療」を繰り返すことになります．咬合圧を負担し，清掃が難しい臼歯部の場合，精密とはいえない治療と，強度も耐久性も低い材料では二次齲蝕や歯周病を繰り返します．アンテリアガイダンスで重要な前歯の場合，構造的に弱い状態であれば歯肉退縮や破折のリスクが高くなります．
　治しても治してもよくならないという治療は，「サステイナブルな治療」とはほど遠い**「その場しのぎの治療」**です．

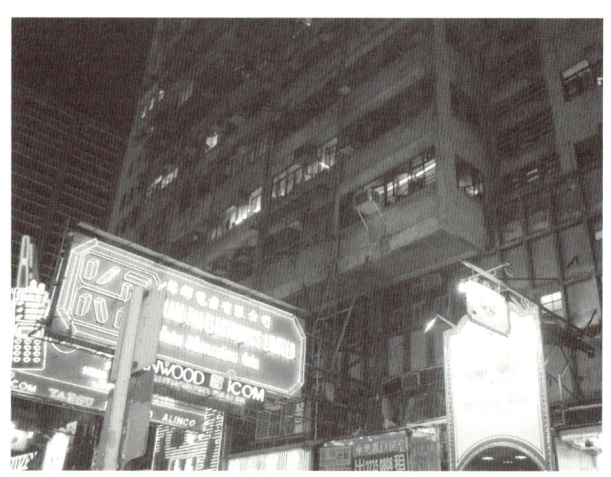

図2 香港の九龍半島でよくみられる「つぎはぎだらけのビル」

　このような治療をみると，私はいつも香港の九龍半島あたりにある「修復を繰り返された雑居ビル」を思い浮かべてしまいます（**図2**）．表はきれいな電飾の看板が付いていても，裏をみるととんでもない「つぎはぎだらけのビル」です．

　海外でみかける中年日本人の典型的な口の状態は九龍半島の雑居ビルだったのです．

　では，こうした「その場しのぎの治療」は，経済的な事情で保険診療を望む患者さんだから仕方のないことなのでしょうか？

　図3は，長年，歯科医院に通い続けて，「一番よい治療」をお願いし続けてきたという患者さんの口腔内です．

　ほとんどの歯にセラミッククラウンが入っており，おそらく数百万円はかかっているはずです．上顎は，左側側切歯を抜去され，犬歯の歯軸が変えられてクラウンが入れられています．下顎は，前歯部の舌側歯頸部がそろっておらず，上下顎ともに，もともと叢生だったことがわかります．喫煙者でも

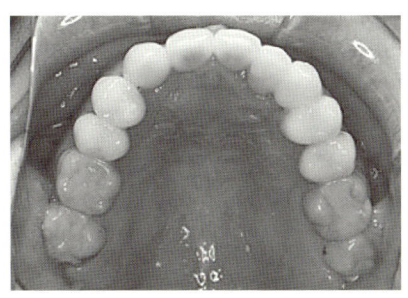 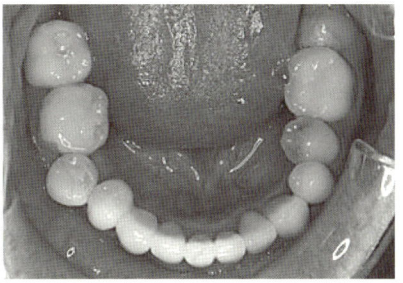

図3 歯科医院で「一番よい治療」を受け続けた結果の「歯科ドーピング治療」の例

あり，全体にクラウンのマージン部の適合が悪く，歯肉全体の腫脹がみられます．それでも患者さんは，歯にお金をかけて最高の治療をしてもらってきたと信じているのです．

　私は，このような治療を怒りと憎しみを込めて**「歯科ドーピング治療」**と呼びます．

　サステイナブルな治療とは対極にある治療です．

　私たちは，本来の歯科治療とはどういうものかということを，また，その価値を，患者さんに伝えてこなかったのです．もっと長期の安定と調和のとれた治療目標をもち，その目標を達成するスキルを私たちがもって，そのような治療を開始していただけるように患者さんにその価値を伝えないかぎり，これからもこのようなその場しのぎの治療を繰り返していくことになるでしょう．

　これは，歯科界にとっても患者さんにとっても，決してよい状態とはいえません．

I-3 難症例とインプラント
日本の歯科をめぐる環境

　日本の歯科医は，知識や技術は世界的にみてもかなり高いレベルだと思います．

　たとえば，*Journal of Dental Research*という，歯科の研究でもっとも権威のある学術雑誌において，日本人ドクターの論文採択率は，アメリカについで2位ですし，アメリカの歯周病学会や矯正歯科学会でも，日本人ドクターのケースに対する評価はとても高く，歯科の知識や技術において，決してレベルが低いということはありません．

　このようなドクターがいるにもかかわらず，なぜ「日本人の歯は悪い」と，海外の人からいわれてしまうのでしょうか？

　私は，このような残念な状況には，**日本の歯科界の構造的な特徴**も関係していると思っています．

　ここでは，医療者側の背景として，日本が世界に誇る国民皆保険制度と，卒後の生涯学習で大きな影響力をもつ学会やスタディクラブについて述べたいと思います．

1. 日本の医療保険制度

　日本は国民皆保険制度なので，保険内の処置であれば，世界的にみてかなり安く歯科治療を受けることができます．これは，日本が世界に誇ってよいシステムで，たとえばアメリカでは，齲蝕などの簡単な処置であっても，民間の保険に加入していないと高額な治療費がかかることになり，貧困層は事実上，歯科治療を受けられません．

　アメリカでは実際，2011年に，24歳の青年が保険に入っていなかったために親知らずの痛みを我慢し続け，炎症が脳にまで達して死亡したという，日本では考えられないような事例がありました．

一方，保険制度の中で，最新の適切な治療を徹底的に行うことは難しいので，前述したように，とりあえず痛みを取って齲蝕や歯周病などの病気の進行を止めるだけの処置をすることになってしまいます．

　理想的な歯科治療は「持続可能な状態」を「維持・継続させること」ですから，**本来「悪くならないために」歯科医院にいくべき**です．しかし，このような処置に保険は適用されません．
　たとえば，予防歯科にあたる歯のクリーニングやフッ化物歯面塗布は保険適用されませんし，矯正治療の際によく遭遇する「明らかに正常萌出しそうにない根未完成の親知らずの抜歯」も保険適用外です．歯根形成が進み，埋伏度合いが強くなって炎症が起これば保険適用になりますが，これではかえって抜歯が難しく，抜歯時の侵襲も神経麻痺のリスクも大きくなってしまいます．

　その結果，患者さんが実際に歯科医院にいくタイミングは，「痛みを自覚してから」が41.1％で，「むし歯の治療のため」が83.7％と，トップです[5]．つまり「悪くなったら」歯科医院にいくのが普通になってしまっています．

　もちろん，歯科医側もできるかぎりよい材料で，時間をかけて治療をしようとするので，自費診療を勧めることになります．しかし多くの患者さんは，自費診療を受けるとしても見た目が気になる「前歯の補綴物だけ」ということがほとんどです．このように問題が生じるつど，そこだけを治療していては，現状維持が精一杯で，ゆっくりと，やがて加速度的に悪化していくというスパイラルに陥ってしまいます．

　そして，そうした「その場しのぎの治療」も，患者さんが中高年ともなると限界となり，もはや保険診療だけでは十分に対応できないレベルにまで達してしまいます．この時点で，患者さん側に保険診療しか選択肢がないのであれば，抜歯して義歯にするしかありませんが，中高年の患者さんの中に

は，金銭的にゆとりができている人も多いので，歯周再生治療やインプラント，審美補綴など大がかりで**数百万円もかかるような治療**を望む人もいます．

しっかり勉強している日本のドクターは，こうした非常に複雑な難症例も見事に治療する力量があり，海外のドクターたちを驚かせていますし，実際のところ，こうしたケースをたくさん経験しているドクターほど，経済的にも潤っているのが日本の歯科界の現状で，だからこそインプラントを勉強しようとするドクターがたくさんいるのです．

患者さんが，保険診療内では治せない口腔内の状態となってはじめて，力量のあるドクターが，考えられる最良の治療を金銭的にゆとりがある患者さ

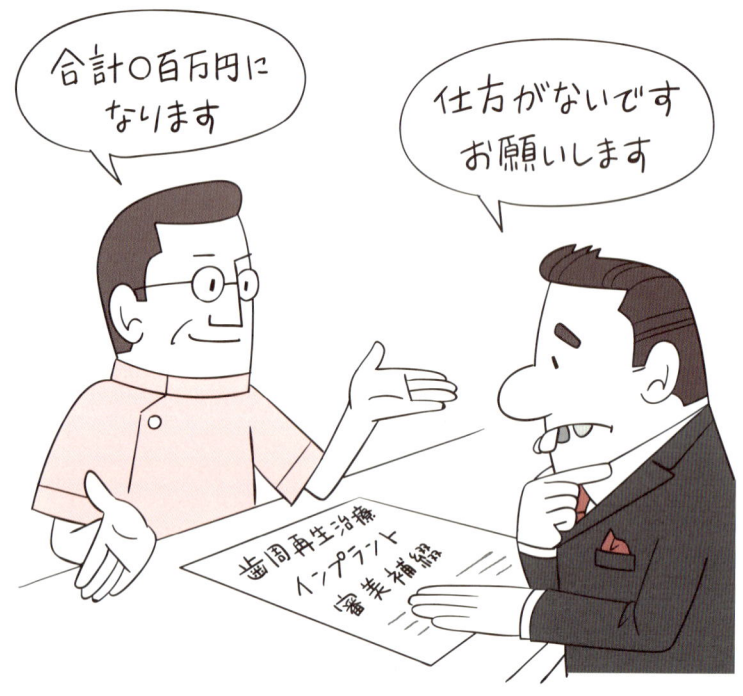

んだけにさせていただくことができるというのは，口腔全体の健康を考えれば実に残念な話です．

そうして見事に治療されたケースであっても，きれいな天然歯を丁寧にメインテナンスしている口腔内，つまり齲蝕や歯周病にならないように維持・管理している状態に勝るものはないからです．

2．学　会

前述のように，日本の研究者は国際的にみてもレベルの高い仕事をしています．また，総じて真面目で，私のような者でも研究者として大学に残っていたときは，昼間は臨床，夜は研究という生活で，帰りはいつも夜中の1時，2時というような生活でした．

そのような環境でも優秀な先生は臨床をこなし，実験をし，統計処理を行い，論文を読んで，論文を投稿するということを長年されています．科学研究費を国からいただき，開業医なら予算をつけようもない機材を開発したり，長期的視野に立って動物実験を行ったりできるのは，大学などの研究機関ならではの幸せな環境といえるでしょう．そうした研究者が日本の学会を支えています．

しかし，臨床レベルでみた場合，アメリカやヨーロッパなど海外と比較すると，**根本的な制限**があることがわかります．それは，薬事法の規制です．

薬事法は，日本の医薬品や医療機器の品質や安全性を確保するために厚生労働省の管轄下で施行されるものですが，この規制が厳しく，新しい装置や医療器材が正式になかなか認可されないのです．したがって，これらの器材を使った臨床は，基本的に日本の大学などではできません．

たとえば，近年の矯正治療における技術革新の一つは，Temporary Anchorage Device（TAD）と呼ばれる，スクリューやチタンプレートなどを歯の移動の固定源に使う方法です．この方法は，従来の矯正メカニクスをがら

りと変えるくらいインパクトのあるものですが，1997 年の時点で日本の嘉ノ海先生がアメリカの学会雑誌に発表していました[6]．チタン性のネジを歯槽骨部に入れるというシンプルなものであり，ネジの形状や大きさなどの改良があったとはいえ，基本的にはより多くの症例で経験値を積み重ね，いろいろな症例に適応できるということを示していけばよいことであり，**日本はいわゆる先行者利益を十分享受できる立場**にありました．

　ところが，製品開発でも症例発表でも実績を多く示したのは韓国や台湾で，国産のスクリューはほとんど世界に認知されていません．嘉ノ海先生の発表から 16 年経った 2012 年，ようやく日本で薬事の認可が降りました．しかしこれも，スクリューに関してのみであり，チタンプレートに関してはまだいつになることかわかりません．また，顎変形症のようなケースでは，TAD を使うことで，より外科的侵襲が少ない処置を選択できるようになるにもかかわらず，保険治療には適用できません．

　歯周治療でいえば，近年，技術革新が著しいのは歯周再生治療でしょう．歯周病や加齢によって吸収してしまった歯周組織を再生させ，インプラントを入れたりする土台をつくる技術です．骨補填材を入れて，再生する骨と置換させていくのですが，これらは最新の材料を組み合わせて使われるため，認可の降りていないものも多いのです．これらの材料を大学などで使用するためには倫理委員会を通す必要があったりするので，即時性を要求される患者さんにはベストと思われる組み合わせを使うことが難しくなり，その結果，日本の学会でも最新の治療法に関する発表が少なくなってしまいます．

3．スタディクラブ

　さまざまな制約に縛られ，限られた発表にとどまっている学会よりも，むしろ各種スタディクラブのほうが臨床レベルは高いと，私は思います．海外

の学会への参加や最新技術をいち早く取り入れて臨床に応用しているのは，先鋭的なスタディクラブのドクターたちです．海外で購入した医療器材でも，医師個人の責任において治療に使用する場合は，薬事薬監証明を申請すれば自分のオフィスで使用することができるからです．

　ただ，こうしたスタディクラブは多くの場合，一人か数人のカリスマ的歯科医が設立したものが多く，一つの考え方に偏ると，逆に情報や考え方が狭くなるというリスクがあります．また，スタディクラブ同士の切磋琢磨が政治的対立という形で現れるような場合があるのは残念な状況といわざるをえません．しかしながら，それでも日本の臨床レベルを引っ張っているのは，こうしたスタディクラブで積極的に活動する先生たちに違いないと，私は思っています．

　このように，日本ならではの保険制度や学会の仕組みなどの特徴はあるにせよ，スタディクラブなどで勉強を続け，最新の治療技術を発揮できる場に身を置くことで，知識もスキルも世界レベルに保つことができます．むしろ，**最良の歯科治療を求める歯科医にとっては，そうした場に積極的に参加することが必須の条件**といってもよいでしょう．

　こうしてみると，現実として日本人の歯がこれだけ悪いのは，研究や技術レベルが低いということではなく，別の要因のほうが大きそうです．

　不正咬合がこれだけ日本で放置されているのも，歯周病でインプラントにしなければならない患者さんが多いのも，本書で述べてきたような社会的背景があるのです．そのような背景を乗り越えないかぎり，状況は変わらないでしょう．

I-4 スマイル＝身だしなみ
海外でなぜ矯正歯科治療が常識なのか？

　ここまで，日本における歯科医療の現状について述べてきました．多くの日本人が受けている治療は「サステイナブルな治療」と呼ぶにはほど遠く，歯科治療の技術は高いものの，矯正治療や自費治療を最初から受ける人は少ない，という現状です．

　では，海外の状況はどうでしょうか？

　私は海外のドクターに，**「矯正治療を受けるティーンエイジャーはどのくらいいるの？」**という質問をよくします．

　それに対してイタリアのナポリ大学の先生は，「だいたい3〜4割かなぁ．あんまり受けてくれないのよ」という返事です．

　韓国キョンヒ大学の先生は，「ティーンエイジャーはあまり受けません．受験勉強とかで忙しいから．なので，みんな大人になってから矯正するんですけど，これって問題ですよね？」

　ベルギーの矯正歯科医で，ノースカロライナ大学客員教授のデクラーク先生は，なんでそんな質問をするの？　という顔をして，**「ティーンエイジャーで，矯正が必要で，治療しない子はいないよ」**と答えました．

　アメリカでアングルソサエティに参加したときには，ほぼ同世代のドクターから日本について質問を受けました．

　「日本では，歯並びに問題があって矯正治療をすれば審美的にも機能的にも役に立つだろうな，という人はどのくらいいる？」

　「ん？　60%はいると思うよ（控えめに）」

　「アメリカでは（more than）60〜70%はいる．でも実際に治療するのは（only）40〜50%しかいないんだ．それが問題だ」

　「日本では（only）5%だよ」

「………」

ほかにも，知り合いの補綴の先生が，先日，Periodontics and Restorative Dentistry というアメリカの歯周補綴の学会で症例を発表したところ，アメリカのドクターに**「日本人みたいなあんなひどいケースは，アメリカ人ではほとんどないよ．アメリカ人はみんなとりあえず矯正治療をしていて，叢生がそんなにないからね」**といわれたそうです．

矯正治療は，サステイナブルな治療の中でも成長期の鍵となる治療です．矯正治療を若い頃にしているかどうかは，その後の人生における口腔健康のクオリティを大きく左右するといっても過言ではありません．

不正咬合は歯周病のリスクファクターであり，矯正治療が一般的なものとして普及しているアメリカでは，結果的に，歯周病に罹る患者は少ないようです．Centers for Disease Control and Prevention の最新のデータによれば[7]，30歳以上のアメリカ人のうち，何らかの歯周病をもつ者は 47.2% という報告があります．しかし日本人は，成人の8割以上に歯周に何らかの問題があるといわれています．

アメリカで矯正治療が一般的なものとして普及したのは，近年の話というわけではありません．

マイケル・ダグラスが汚職警官ニックに扮した映画『ブラック・レイン』は，もう25年も前の作品ですが，ニックが汚職をしてしまう理由について，「所帯をもったらわかる．子どもの学校，歯の矯正，いろいろ金がかかるんだ」というシーンがあります．アメリカの警察官の年収はその当時4〜5万ドルですから，決して高所得層というわけではありません．そうした人でも，子どもに学費と矯正の費用をかけるというのがアメリカでは20年以上前から当たり前だったことを伺わせる台詞です．

いまの日本は，20年前のアメリカに追いついているでしょうか？

2003年にも，ティーンエイジャーのいる家庭にとって矯正治療がごく当然だということを象徴しているアメリカのCMがあると，知り合いの先生から紹介してもらいました．

　そのCMは子だくさんのお父さんが車を運転しているシーンから始まります．後ろの席にはティーンエイジャーの子どもが4人．全員がメタルブレースをつけていて，2人はヘッドギアをしています．そこで，「少しでも燃費のよいガソリンで家計を楽にしましょう」というナレーションが入ります．つまり，矯正とは全く関係のないガソリンのCMが，ティーンエイジャーの家庭といえばみんな矯正治療でお金がかかっているでしょ，というのが前提で制作されているのです．

　私の大好きなPIXARの映画にも，矯正治療中の子どもがたくさん出てきます．『トイ・ストーリー』でも，『ファインディング・ニモ』でも，登場しますし，2013年に公開された『モンスターズ・ユニバーシティ』では，主人公のマイクが矯正治療をしていて，ストーリー後半ではリテーナーをしているという凝りようです．

　なぜ，アメリカではこのように矯正治療が一般的になったのでしょうか．

　一つは**スマイルというものの価値**が日本とは違う，ということがあげられると思います．アメリカを含め欧米社会では「スマイル」が日本よりはるかに重要視されているように感じられます．

　日本語でsmileは「笑顔」と訳されますが，欧米社会でいうスマイルとは少しニュアンスが違います．日本人が笑顔になるときは，何かうれしいことがあったときや面白いことがあったときなどで，どちらかというと二次的な反応のように思えます．英語ではlaughにあたるでしょうか．

　しかし欧米のスマイルはもっと能動的で，どちらかというと挨拶に近いものです．全然知らない人とでもエレベーターで一緒になると，にっこりスマイルされるようなことがよくあります．

表 歯科治療費（診療単価）の国際比較　　　　　　　　　　　　　　　　（単位：円）

	イギリス	フランス	ドイツ	スイス	アメリカ	カナダ	日本
根管治療	92,220	43,920	14,146	36,601	108,011	52,764	5,839
歯石除去	13,630	3,144	1,779	4,626	12,566	6,366	732
アマルガム充填		5,040		16,015	17,190		2,408
複合レジン充填		11,880	6,218	14,658	25,724	10,567	2,851
インレー		25,661	23,993		108,101		5,795
金属冠	109,330	108,000		66,276	111,732	50,536	9,139
陶材冠		210,600		94,440	143,339	57,123	79,689
支台築造	12,180	24,840		21,168	41,138	7,703	1,707
抜歯	5,220		49,225	18,522	38,993		2,467
為替レート[1]	1ポンド ＝174円	1ユーロ ＝106円		1スイス・ フラン ＝72円	1ドル ＝122円	1カナダ・ ドル ＝79円	

1) 2002年1月1日〜6月30日の間に適用される基準外国為替相場および裁定外国為替相場
＊わが国の料金は，陶材冠は寺岡ら調べ．陶材冠以外は，厚生労働省「2000年社会医療診療行為別調査」を基に，各治療に関連する診療行為を集計した加重平均値である．

（川渕，2008[4]）

　要するに，挨拶をするときに歯をみせてニコッと会釈する，そのときに**歯列が乱れていると，身だしなみを整えていないのと同じ**だと判断されるのです．つまり欧米社会で歯並びを治そうというモチベーションは，健康のためというよりも身だしなみのためといった要素が強いのではないでしょうか．

　また，アメリカでは一般的な歯科治療の費用がとても高いため，治療が必要にならないよう努力せざるをえないということがあげられます．

　表に示すように，日本と比較して欧米諸国では歯科治療が必要になった場合にきわめて「高くつく」のです．ですから，定期検診も含め，矯正治療をきちんとしておくことが，結果的に「安くつく」ため，矯正治療が普及したのではないでしょうか．

　欧米諸国では，こうした社会的背景をもとに，国をあげて，あるいは学会

主導で国民を啓蒙するという活動も行われています．

たとえば，スウェーデンやデンマーク，フィンランドなどの北欧諸国では，矯正治療を含めて予防治療はすべて無料です．キシリトールガムの導入や定期的な PMTC で，劇的に齲蝕を減らすことに成功しています．もちろん，その費用は税金という形で国民が負担しているのですが，国をあげての予防対策が成功している例といえるでしょう．

またアメリカでは，AAO（アメリカ矯正歯科医会）が一般向けに矯正治療啓発サイト（http://www.mylifemysmile.org/：図 4）をつくっています．そこでは，矯正治療の重要性や，矯正専門医を選ぶ大切さなどの情報提供が行われており，啓発用の動画もあります．そして，それをもとにしたテレビ CM まで放送されているのです．

学会はドクターだけのものではなく，ドクター，スタッフ，コンサルタント，材料メーカーなどが運営委員のメンバーであり，**矯正治療を一つの文化として盛り上げよう**とする姿勢が感じられます．

後に述べますが，クオリティの高い治療はドクターだけで達成されるものではなく，歯科衛生士やアシスタント，レセプショニストやトリートメントコーディネーターなどのコデンタルスタッフ，器材や材料などの関連業者，そして，患者さんとのコラボレーションで達成されるものです．その意味で，学会のボードメンバーにコデンタルメンバーや関連業者が入っているアメリカの学会が向いている方向は間違っていないと思います．

一方で日本の学会が，大学主導で閉鎖的なのとは対照的です．また，一部先鋭的なスタディグループが別のスタディグループのやり方を否定するようなキャンペーンを一般女性誌などで行うことがありますが，このようなことをしてもますます一般人の歯科治療不信を招くだけでしょう．学問的なことは学問の場で意見を戦わせればよいのです．

繰り返しになりますが，**いまの日本は，製品をよくするよ**

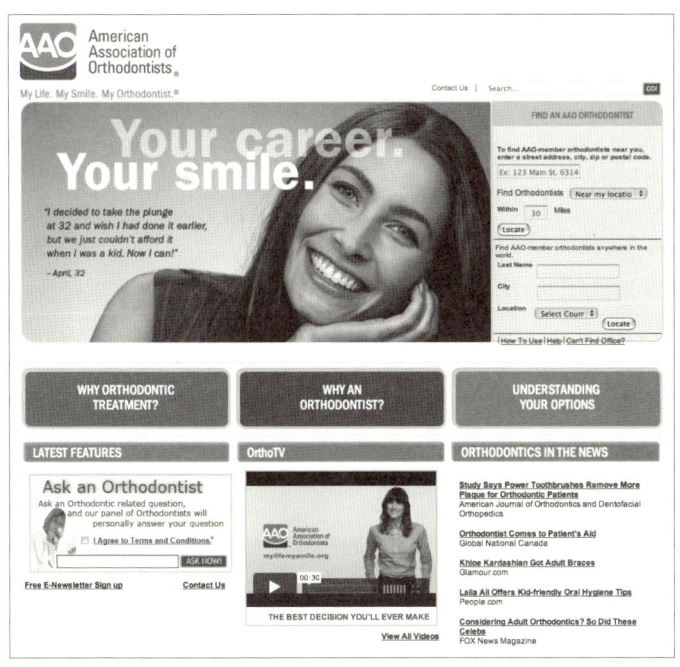

図4 AAOの患者向け情報発信サイト

りも,もっとたくさんの人に製品を使ってもらうことを,業界をあげて考えるべき状況なのです.

そのことを歯科医療にかかわるプロフェッショナルたちは認識すべきです.

海外の学会などに参加した経験から,日本の状況で残念に思う点は,学会やスタディクラブの**焦点が病態そのものに向かいすぎている**ということです.たとえば,矯正なら不正咬合そのものに,歯周なら歯周病そのものに,多くの真面目で優秀なドクターも同じく病気そのものに焦点をあてすぎているように思います.川に流れてくる溺れた人をみつけて救助する技術を高めるのは,より多くの人を救うのに必要なことですが,上流にかかる橋が壊れて放置されていた,ということもあるのです.

I-5 ブランド好きの日本人は ブランドになれるか
日本人を元気にするのは歯科プロフェッショナルの仕事

　このように，欧米諸国と日本では歯科界を取り巻く文化や環境がずいぶん違います．しかし，私たち臨床医が国の保険制度や法律を変えたり，学会のあり方を変えたりすることは，簡単にできるでしょうか？

　もちろん，将来的にはもっとよい方向に変わってほしいと思いますが，**それを待っていたら私たちの歯科医人生は終わってしまいます．**保険制度の問題などは，私が20年以上前に歯科大学に入学した頃からすでにいわれていたことで，状況は一向に変わっていません．

　一方で，グローバル社会が加速度的に進む中，損をするのは私たちの患者さんである日本人です．なぜなら，グローバル社会ではやはり，個人レベルでのコミュニケーションがいよいよ重要になると思われるからです．

　表向きは，人種や性別，民族の違いによって，差別をしたりしてはいけないという仕組みが，いまよりもずっとできあがってくるはずです．しかし，多くの民族の中で培われてきた**「スマイル文化」**というグローバルなコミュニケーション様式は，大きな力をもつことになると思われます．

　個人レベルでのコミュニケーションにおいて相手に好印象を与えられるかどうかは，その後のキャリアに大きな影響を与えます．そのとき，魅力的なスマイルを向けられない日本人は，キャリアに不利になるようなよくない印象を相手に与えてしまうかもしれません．

　たとえば，製品のリコール問題で，日本のある大企業の社長が釈明を求められ，米国のテレビで何度も映し出されたことがありましたが，このとき，たまたま仕事でアメリカを訪れていた日本の歯科関連会社の社長は，「なんで日本のトップの会社の社長の歯があんなに汚いんだ？　あれでは何をいっても信用されない」と仕事相手からいわれたそうです．

世界的にみると，特に**社会的に責任のある立場の人で，歯並びの悪い人や，歯が不健康な状態の人はほとんどいません**．試しに「Top 10 ○○ in the world」という感じで，○○のところに billionair（お金持ち），CEO（社長），Politician（政治家），Actor（俳優）などと入れて画像検索してみてください．歯並びの悪い人がいるでしょうか？　ビル・ゲイツにしろ，リチャード・ブランソンにしろ，スティーブ・ジョブズにしろ，ウォーレン・バフェットにしろ，みなよい歯並びをしています．

俳優のトム・クルーズや，カントリー歌手のフェイス・ヒルは大人になってから矯正治療をして，誇らしげに雑誌の表紙を飾りました．

一方で，日本の状況はどうでしょうか？　見た目がもっとも武器になるはずの**タレントや俳優でさえ，歯並びの悪い人**が散見されます．

歯の健康と美しい歯並びは，どのような環境で育ってきたかを示すものであり，身だしなみであり，礼儀であり，コミュニケーションの基本なのです．**グローバル社会の中で，日本人が歯の問題で不利になっているとすれば，その状況を変えることができるのは，われわれ日本の歯科医を中心とした歯科関連のプロフェッショナルたちしかいません．**

日本人がこれから世界で生き生きと活躍できるかどうかは，われわれにかかっているのです．

日本人の歯を健康に美しくするためには，行政や学会に対する働きかけも大切かもしれません．しかし，まずは患者さんに口腔健康の価値を伝えることがもっとも大切なことではないでしょうか？

保険治療の問題点にしろ，予防や矯正をする患者さんが少ないという状況にしろ，そもそも口腔健康の大切さや維持すべきクオリティ，そのための医

療サービスとその質について，一般の日本人はほとんど理解していないと思います．

　矯正治療一つとっても，「（自分の子どもに）矯正治療をさせるなんてかわいそう」「矯正なんて，やりたくなったら大人になってから自分でやればいい」「八重歯のほうがかわいい」「いじめられないか心配」「男の子なんだから歯並びなんて気にするな」といった具合です．

　ましてや一般歯科の治療のクオリティがどれだけ伝えられているでしょうか？　保険治療と自費治療では，材料や治療内容などにおいてどのくらいクオリティが違うのか，ほとんど伝わっていないと思います．こうした価値をきちんと伝えて患者さんの意識と知識レベルを上げていかないことには，日本の歯科を取り巻く環境は変わっていかないでしょう．

私たちは患者さんに，これらの価値を伝える努力をしているでしょうか？どのように伝えていますか？

　昨今，歯科医療者がインターネットで情報提供している情報の質は，はっきりいってあまりにひどいといわざるをえません．ネットに限らず，毎年発行される『日本の名医』のようなムック本がありますが，これらは1ページあたりいくらという「取材協力費」を出して掲載されている「広告」であり，こんなものを名医だと思って記事を読まされているのが日本の一般人の実情です．これは歯科にかかわらず他の診療科についてもいえる問題だと思いますが，インターネット上の情報は書きたい放題で，SNSなどを通じて拡散していきます．エビデンスに基づかない独りよがりの情報は，伝われば伝わるほど一般の人を混乱させてしまいます．

　また，自分のオフィスだけに集患しようというような，同業者がみたら恥ずかしくなるようなホームページも散見しますが，もう「地域一番」や「顧客囲い込み」といった，狭い発想はやめるべきです．私たちは新しいテクノロジーやコンセプトを売っているわけではなく，サービス自体はすでに成熟

しているのです．

　ドラッカーは「企業の目的は顧客の創造」といいました．歯が悪い人がいっぱいいるのに歯科医過剰というようなことをいわれるいまの日本において，歯科医は自分のオフィスの利益だけを考えるよりも，もっと普遍的な価値を，もっと効果的に伝えるコンテキストを考える必要があるのです．日本は「歯科医にとって天国のような」国なのにもかかわらず，治療が十分に行われていない．まさに「顧客の創造」こそが必要です．

　しかし，本当の歯科治療の価値を伝えるには，まず一般の人の歯科に対する認識を変えることから始めなければなりません．すなわち「歯科医院＝恐いところ，嫌なところ」という認識をまず変えていただかないことには，そこでやっている内容の価値を伝えるのは難しいでしょう．
　では，どんなイメージがよいのでしょうか？　歯科医院といえば，定期的にいって身だしなみを整え，自分をチューンナップしてより魅力的に，より健康的になるところであると認識してもらいましょう．歯科医院はフィットネスクラブと美容院とエステティックサロンが合わさったようなところであり，あるいはエネルギーをチャージして，新しい学びがあり，**次の予約日が楽しみになるような場所**であるべきなのです．

　そのためには，私たち歯科医療者自身が認識を変えなければいけません．
　世界に目を向ければ，私たちがまだ手をつけていないことがたくさんあり，他業種をみれば，私たちがまだ知らないストーリーがたくさん転がっています．そういったことを学び，実践することが，患者さんに口腔の健康への興味を引き出し，治療に対する理解と協力をもたらし，結果的に治療のクオリティを上げることにつながるのです．
　歯科不況時代という表面上の不安を煽る言葉と，稚拙な経営コンサルタントに振り回されず，歯科医療者が行うべきことの本質を考える必要があると思います．

（有本　博英）

II 武器を手に入れる歯科医ライフ

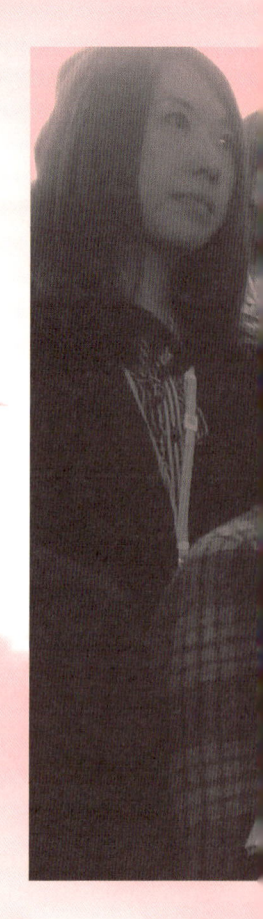

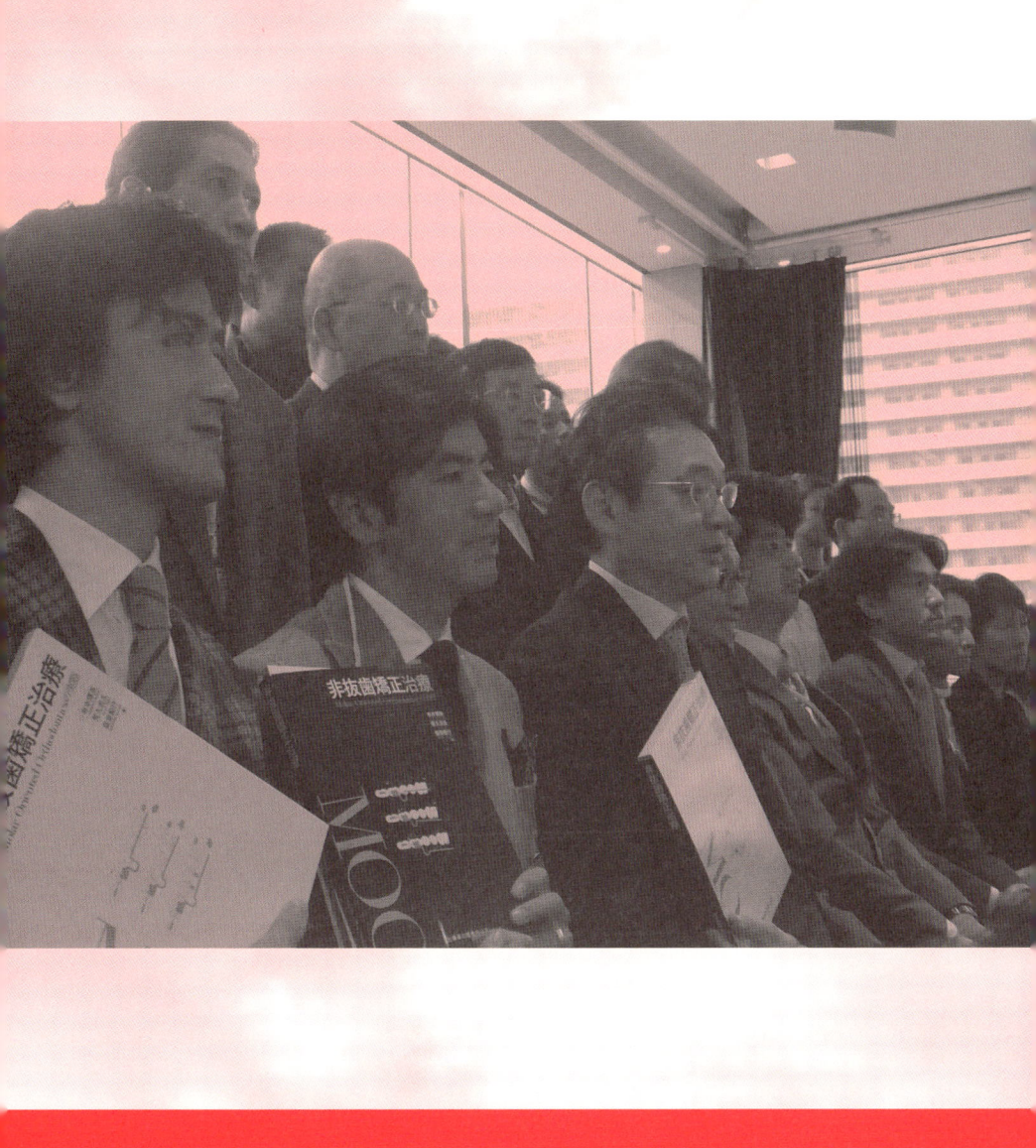

Ⅱ-1 どこか，いい歯医者さん知りませんか？
コモディティ化している歯科医療

1．違いがわからない歯科医院

　私は歯科大学を卒業してから25年になりますが，一般の治療を行っていない矯正専門医という特殊性からか，患者さんや知人から「どこかいい歯医者さんを紹介してもらえませんか？」との相談をよく受けます．あるいは，たまたま出会った人であっても何かの拍子に私が歯科医であることがわかると，判で押したように「どこかいい歯医者さん知りませんか？」と聞かれます．先日，別々に2人のお医者さんと知り合う機会がありましたが，お2人共，私に歯科医の紹介を依頼してきました．

　患者さんからは歯科医（歯科医院）の**違いがわからない**ので，自分たちがどこを受診すればよいのかがわからないのです．これは歯科医療がコモディティ化しているということです．

　「コモディティ化」というのは経済やビジネスで用いられる概念で，商品の機能や品質などに差がなくなった結果，均質化が起こり，どの商品を選んでも大差がないという状態を指します[1]．

　わかりやすい例では，消しゴムやボールペンなどです．どの消しゴムやボールペンを選んでも，実用上，大差はないでしょう．もっと複雑なものや大きなものでも同じです．電化製品や自動車といった工業製品の多くは規格化が進み，機能や品質に大きな差がなくなり，コモディティ化しているといえます．コモディティ化した商品では，一般的に選択基準が価格のみになるため価格競争が起こります．

2．ドクターですら違いがわからない

　歯科医療のコモディティ化は，保険制度によって治療が規格化されたことにより，**どの医療機関でも同じように同じ治療費で受け**

られるという幻想を患者さんに与えていることが1つの要因になっています．しかし歯科医療というのは，そもそも専門分野が多岐にわたり，技術進歩も著しく，個人のスキルもさまざまです．たとえ保険治療であっても歯科医の診療レベルに大きな差があることは，歯科医であれば自明のことです．自費診療ならなおさらで，その違いは材料の種類だけなどということはあり得ません．

　しかし，残念ながら歯科医からみても歯科医院の違いを明確に見分けるのは難しいことです．一般に，開業の歯科医はたいてい一人ですべての治療をこなしますので，よほど親しくなければその歯科医がどのような治療をしているのか，推し量ることはとても困難だからです．また，医院のホームページをみても，診療日，診療時間，医院のモットー，出身大学や所属学会ぐらいしかわからず，その医院の価値，つまり他院との違いはわかりません．

　したがって，通院に便利なように自宅や勤務先に近い歯科医院や，近親者や知人などが通っている心安い診療所を選ぶことが当然の行動となるでしょう．

　繰り返しますが，コモディティ化された商品は，価格か利便性（場所が近いなど）でしかその価値を判断されません．その結果が，I章に書かれているような，現代日本の歯科界の不況につながっていると私は思っています．

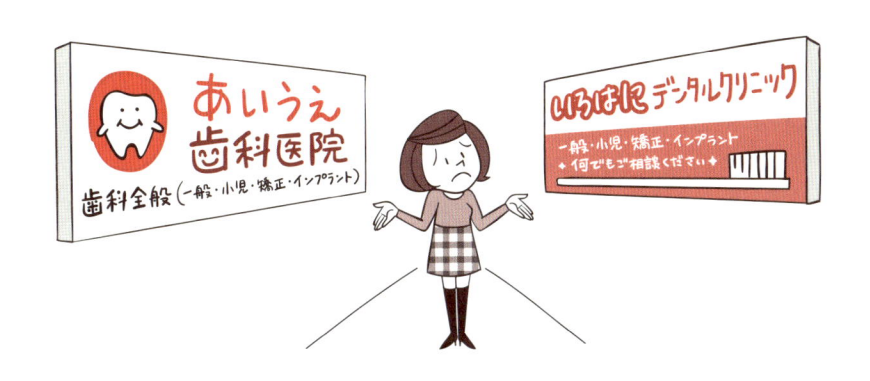

II-2 あなたじゃなきゃダメ
コモディティ化を抜け出すための武器は？

1. マーケティングのみの差別化ではいずれ破綻する

では，そのコモディティ化した歯科医療から抜け出すためにはどうすればよいのでしょうか？

もっと広告することが必要でしょうか？　新聞や雑誌でよく医療特集などが組まれることがあります．それらの特集は，たとえばインプラントや矯正，歯周病などの権威者によるメリットやデメリットの記事を載せたうえで，「名医リスト」を掲載しています．このようなリストに掲載されれば，名医だと思って来てくれる患者さんがいるかもしれません．しかし，そのリストに掲載されているのは高額な広告料を支払った歯科医院です．

こうした雑誌は一般読者の不安を煽って発行部数を伸ばし，歯科医院の不安を煽って広告料をとる出版界のビジネスモデルです．ここでもっとも被害に遭うのは正しい情報を得られない一般の患者さんでしょう．

他にも，マーケティングという名のもとにさまざまな情報があふれています．歯科医院の口コミサイトには業者による不正確な情報があふれており，口コミサイトで自院の評判を高める，あるいはライバル医院の評判をおとしめるような行為をビジネスとして行っている業者がいるのが現状です．

このように，**自分を変えようとせずに外部に働きかけるような手法ではいずれ破綻する**でしょう．

あるいは，いわゆるコモディティ化した商品を売るときに有効なマーケティング戦略として，付加価値を高めるという手法もあります．ホテルのようなラグジュアリーサービスを提供したり，ワクワク系と呼ばれる手法で，顧客を囲い込んだりする手法です．これらの方法は一時的には効果を発揮す

るかもしれませんが，これもマーケットの競争にさらされることになり，永続的な強みを得られるものではありません．

　そもそも**歯科医療は，医療という日々進化する先端技術と歯科医の職人としてのスキルが融合したサービスであり，コモディティ化するようなものではない**のです．それなのにコモディティ化した状態になっているところが問題なのであり，そこを放置したまま付加価値を高めようとすれば歯科医療がコモディティ技術であるということを認知させることにつながってしまいます．付加価値を高めるのは，あくまでも本質的価値を高める「付加」的方法であるべきでしょう．

2．スペシャリティを目指す

　本質的価値を高めるためには，スペシャリティを目指し，患者さんに認知してもらうことです．スペシャリティというのは「他の人には代えられない人物（とその仕事）」のことであり，概念としてコモディティの反対語です．単に口腔外科や小児歯科，矯正や歯周といった単科の専門医になるということではありません．専門医であっても他の専門医と違いがなければ，やはりその専門医の中でコモディティ化してしまいます．

　もっとも大切なのは，一般の患者さんに適切な歯科医療や情報を提供し，その価値を認識してもらうことです．保険や自費に関係なく，あなたの歯科治療が患者さんの人生に大きなインパクトを与えることを認識してもらうことです．

　保険中心の一般歯科であっても，あなたでなければダメという何かがあって，それを求める患者さんがたくさんいればスペシャリティになれます．そしてその中で，自分がどのような専門性をもっているのか，あなたが患者さんにどのような価値を与えることができるのかを明確に認識してもらうことです．

その武器を手に入れるには，まず自分を知るところから始めなければなりません．それも世界レベルの中で，自分がどこにいるのかを認識するところからです．なぜなら**医療の世界においても，後に述べるようなグローバル化の波を避けようがない**からです．

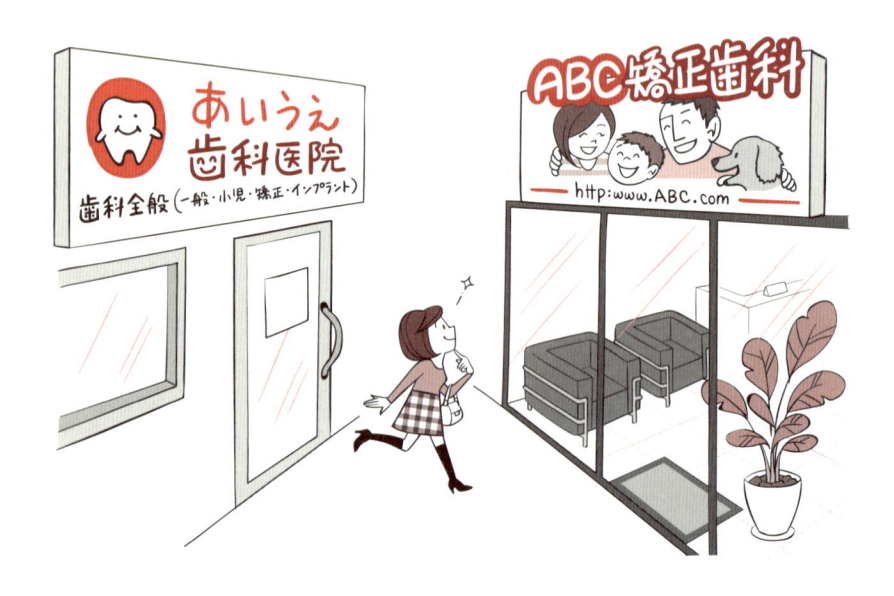

Ⅱ-3 幸せとは,自分の不幸せに気づかないことである
海外の学会への参加が自分の壁を破る

1. もしあのとき,海外にいっていなかったら……

　ここで,私自身について少しお話ししたいと思います.

　私は学生時代から矯正歯科に興味があったので,大学卒業後に大学の矯正科で矯正歯科を学びたいと考えていました.しかし,卒後すぐに結婚したいと考えていた私は,大学に残って矯正の勉強をしつつ生活費を稼ぐのは難しいと考え,1988年の大学卒業後に矯正歯科専門の歯科医院に就職し,働きながら2年間矯正臨床について学びました.

　その後,やはり基礎からきちんと学んだほうがよいと考え,大学の矯正科に臨床研修医として入局し,大学で教育を受けながら,学会やセミナーにも参加して自分なりの臨床をつくり上げていきました.

　そして,日本矯正歯科学会の認定医を取得することもでき,大学卒業7年後の1995年に矯正専門の歯科医院を開業しました.若手の先生が開業する道筋というのは多少の違いこそあれ,大学で勉強をしたり,開業医で修行したり,セミナーを受講したりと,似通っているのではないでしょうか？**似通った道筋をたどって普通に開業するとコモディティ化した歯科医院**ができあがります.私の歯科医院もご多分にもれず,何の変哲もない普通の矯正歯科医院でした.

　開業当時は近隣に矯正専門医院が他になく,インターネットも黎明期で情報の氾濫もない,のどかな時代でした.特に何の工夫もしていない普通の矯正歯科医院であっても,挨拶回りをした近隣の歯科医院からの紹介患者さんと医院の看板をみた患者さんで,それなりに新患を得ることができたので,特に不安や不満もなく日々の診療をしていました.

　しかし年を追って,矯正歯科医院も増え,雑誌やネットによる広告も盛んになっていきました.もしあのまま時代の変化に気づかず私自身が変化しな

ければ,「ゆでガエルの寓話」[2]でいわれるように,ゆっくりと温度が上がる鍋の中で温度の上昇に気づかないままゆでガエルになって死んでしまうか,競争の激しい既存市場の「レッドオーシャン」[3]で血みどろの広告合戦に巻き込まれるか,どちらかを余儀なくされていたかもしれません.

私が変化することになったきっかけは,開業直前にグリーンフィールド先生のセミナーを受講し,それを機に海外の学会に参加したことでした.

はじめて参加した海外の学会は1996年のデンバーで開催されたAAO(アメリカ矯正歯科医会)で,とにかく日本の学会に比べて規模が大きいことに驚き,セミナーの量や質の違いに圧倒されました.また,このとき企画・実行したグリーンフィールド先生のオフィス見学をはじめとして,何度か海外の歯科医院を訪ねましたが,開業医のわれわれにとっては学会以上に興味を覚え,驚かされたことがたくさんありました.

まず,とにかくオフィスが広いことです.100坪以上はあろうかという敷地にチェアはわずか6台しかありませんでした.カルテや予約,支払いなどはすべてコンピュータ管理されており,ホテルのフロントのようなレセプションのカウンターには電話だけ.カウンターの端の掲示板には,その日に装置を外す予定の患者さんの名前と「Conglaturations!」の文字.そして,その患者さんへのプレゼントとして歯磨きチューブの形のチョコレートに風船がくくりつけられていました.待ち合い室は大人のエリアとキッズコーナーに分かれており,キッズコーナーには本格的なゲームマシンが何台もおいてありました.

さまざまな場所に飾られた大きな写真は,プロが撮影した治療終了後の患者さん.診療室に入ってみると,歯科医院特有の口腔内を照らすライトが天井に埋め込まれていてとてもすっきりした空間でした.その天井にはテレビも埋め込まれており,患者さんは仰向けで治療を受けながらDVDを楽しんでいたのです.

口腔内に入った装置を説明するのはアシスタントで,必要事項を書いた説明書にチェックを入れながら説明し,説明後は患者さんにサインをもらって

いました．こうした説明書がすべての装置で用意されていたのです．

　スタッフは，アシスタントのみならずトリートメントコーディネーターをはじめ，フィナンシャルコーディネーター，スケジューリングコーディネーターなどそれぞれがプロとしてきびきび動き回っていて，日本の歯科医院のイメージとは全く異なる光景でした．

　こうしたことを実際に海外に行って体験するのと，ただ聞くだけとでは全然違うと思います．これらの多くは，いまの私たちのオフィスに取り入れて活用されています．

2．海外の学会にいく不安（英語，休診，費用）

　AAOには，翌年のフィラデルフィア大会にも続けて参加しましたが，1998，1999年には参加しませんでした．いくらよいとわかっていても，海外の学会に参加する壁はやはり高いものです．その中でもいちばんの問題が言葉でした．アメリカまで出かけても学会のセミナーの内容はほとんど理解できませんし，海外旅行そのものに慣れていなかった私にとっては，食事や日常行動もとても不自由でした．もともと社交的でない私にとってそのストレスは相当大きいものでした．さらに，高額な旅費，長期間の休診もマイナス要因でした．

　第2の転機は2000年AAOシカゴ大会で日本非抜歯矯正研究会としてテーブルクリニックで症例展示を行ったことです．研究会立ち上げのメンバーとして，「2000年AAOシカゴで症例展示を成功させよう」を合言葉に，1998年末から症例募集を開始し，発表申し込みから症例準備を経て，大変な思いをしながらトランクに模型や展示資料を詰め込んでデンバーに向かいました．テーブルクリニックは大成功で，グリーンフィールド先生やセトリン先生もテーブルに来てくれて，ほめ言葉をもらいました（**図1**）．この年以降，AAOのテーブルクリニックでの症例展示を研究会で毎年行うことになり，必然的に私も毎年AAOにはなかば義務的に参加するようになりました．

　やはり，ただ見学するだけの参加と，自分も何か発表する「ネタ」を持っ

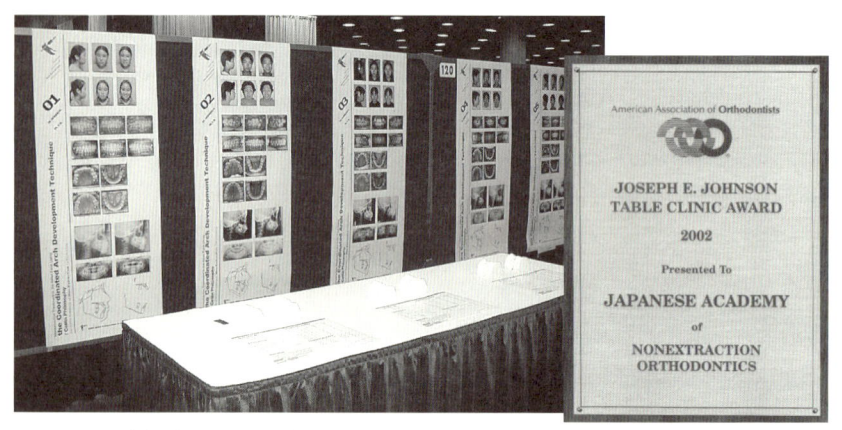

図 1 日本非抜歯矯正研究会からは毎年のように AAO で症例展示を行った．2000年には研究会で実践している治療テクニックの創始者であるセトリン先生が症例をみてくれて，2002 年にはすべての展示の中で最優秀賞を受賞した．

て参加するのとでは，学会参加の意識もモチベーションも異なります．そうしているうちに 少しずつ海外の学会参加にも慣れ，言葉もいくらかは理解できるようになり，セミナーの内容もだんだんとわかるようになってきました．いまでは，世界の矯正界のトレンドを感じ，またパワーと情報を得るために，**オフィスのスタッフを連れて毎年参加**しています．

　アポイントコントロールがある程度可能な矯正歯科に比べ，一般歯科では休診中の患者流出のリスクが高いために，海外の学会参加はいっそうハードルが高いかもしれません．一般歯科の私の友人を誘ったときも，医院運営が軌道に乗り始めた開業後約 1 年という時期だったこともあり，1 週間休診して参加することはそうとう勇気が必要だったそうです．しかし思い切って参加して，自分の立ち位置や目指すべき方向性が確認でき，本当によかったといっていました．
　実際わずか 2 年後に，彼は歯科医院をリニューアルし，チェアも増やすほどに飛躍し，いまでも継続的に海外の学会に参加し続けています．

Ⅱ-4 世界の中心でスタッフと叫ぶ
海外の学会に参加するメリット

　海外の学会に参加することはコモディティから抜け出しスペシャリティになる第一歩です．ここでは私が参加しているAAOについて，そのメリットを整理してみますが，他科のドクターからは，他の学会でもほぼ同じような事情であると聞いています．

1. 国内学会の海外特別講演クラスの講演がびっしり

　国内の学会では海外からの講師を招き，特別講演が行われることがよくあります．私も大学卒業後に学会に参加したときには，すべての演題を聞かないまでも，目玉の特別講演だけはきちんと聞き，最新の知識を得たつもりになっていました．

　ところがAAOに毎年参加するようになって気づいたことですが，このような特別講演がAAOのたくさんあるセミナープログラムの1つでしかなかったり，しかも数年前のテーマであったりすることも多いのです．特別講演の講師の先生もその時のもっとも優れた人が必ず選ばれるわけではなく，学会関係者や業者の縁故で選ばれることもあるようです．

　また，非常に高名な名誉教授クラスの講演者の場合，講演内容がそもそも古いことも多いということがわかりました．

　すなわち**国内学会だけでは，得られる情報に偏りがあり，その情報の鮮度も落ちている**ということです．たとえば，大臼歯の遠心移動やPAOO，TAD，BAMPといった情報が国内で取り上げられたのは海外よりも相当遅くなってからでした．

　日本で数年後に特別講演となるようなセミナーの最新版が，学会開催中朝から夕方までびっしりと詰まっているAAOのプログラムは，私にとって最新の知識を学ぶために欠かせないものです．

2．AAO はスタッフの学会でもある

　AAO は，ドクターセッションだけでなくスタッフセッションもとても充実しています．スタッフセッションはマーケティング，マネージメント，予防関連や，治療技術など多岐にわたりますが，**セミナーの根底に流れるのは，「ドクターとスタッフによるチーム医療」という概念**であり，スタッフはドクターにいわれた仕事をするだけではなく，自分たちがチームの一員として何をするべきかを考えて行動することが大切であるというものです．

　アメリカ人のノリもあるのでしょうが，セミナーに参加しているスタッフたちの熱意はものすごく，チームのユニフォームを着て叫びながら会場内を闊歩したり，セミナーでも講演者の問いかけに両手を上げて反応するスタッフたちがたくさん参加しています．この熱気は到底言葉では伝えられるものではないため，いまでは，私のオフィスのスタッフも毎年 AAO に参加し，その雰囲気を体験してもらっています．

　ほぼ丸一日かけて海外に出かけ，学会中は連日夕方までセミナーを受け，夕食前のわずかな時間に買い物や観光をするというハードスケジュールです．帰国後も翌日から診療するというジェットコースターのような 1 週間で，それこそ海外ははじめてというようなスタッフたちには相当な疲労や苦労もあるようですが，先輩が後輩の面倒をみながらなんとか乗り越えています．

　そして，ただ参加するだけでなく，帰国後には一緒に参加した他のオフィスと合同で，学んだことの発表会を行っています（図 2）．

　歯科医院のスタッフはオフィスに閉じこもりがちになりますので，外の世界をみることや他のオフィスと交流をすることはとてもよい経験になっていると思います．

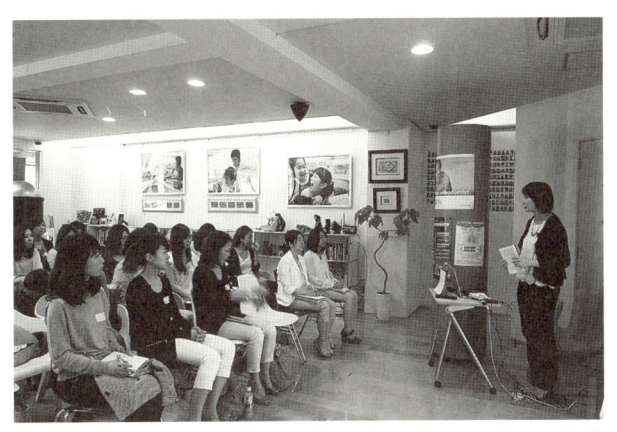

図2 AAOから戻った後は，他のオフィスのスタッフと合同の発表会を開いている．AAOに参加して学んだことを共有できて，多くのことが勉強できる．

3．AAOはアメリカだけの学会ではなく世界の学会

　AAOはアメリカの学会ですが，アメリカ人だけでなく，世界中の矯正医が参加する学会です．2013年はスタッフも含めれば，世界中から1万人以上の参加がありました[4]．現在のところ，矯正歯科はアメリカが最先端であるといういうことがこの背景になっています．したがって，アメリカの矯正歯科の最新の情報を得るために世界中からAAOに参加してきているのです．

　また，アメリカの大学院は世界中から多くの留学生を受け入れています．専門医となった卒業生は母国へ帰り，指導的立場となることが多いようですが，そういったアメリカの大学院OBが教え子とともにAAOに参加することも多いようです．

　このように世界の矯正歯科医が集まるAAOでは，他国の素晴らしい知見もたくさん発表されることになり，ますますAAOには世界中の矯正歯科医が集まることになります．そのような世界の学会であるAAOに参加しないということは，極端ないい方をすれば，世界中の矯正歯科医から遅れをとるということになるかもしれません．

4. AAOの業者展示は世界一

　AAOでは業者展示（図3）を回ることも楽しみの1つです．はじめてAAOの業者展示に参加したときは，あまりの規模に度肝を抜かれました．**展示場の反対側の端がみえない**のです．足下にはふわふわの絨毯が敷かれ，頭上には番地を示すサインがあります．とても1日では回りきれません．参加している業者も大手から中小までさまざまで，新しく考案された矯正材料や機器などが展示されています．矯正材料や機器だけではなく，おもちゃやマジック用品などのコミュニケーションツールや，患者管理や予約管理などのコンピュータソフト，絵画や置物などのアート関連商品まであります．

　国内学会の業者展示もそれなりに華やかですが，相当な開きがあります．

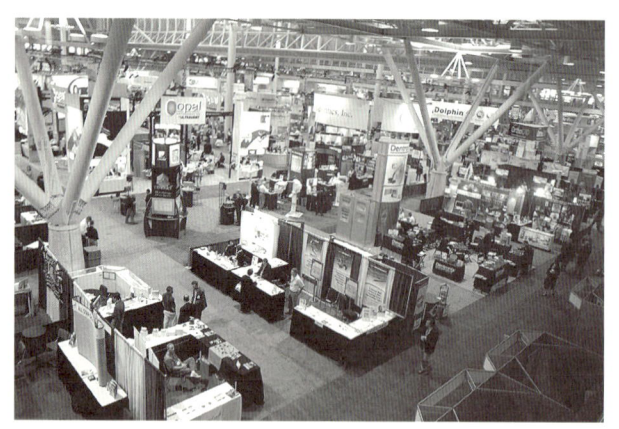

図3 大小300以上の会社が巨大なホールで材料の展示販売を行うAAOの業者展示

　初日は人にぶつからずに歩けないくらい混雑し，最新器材のチェックや買い付けで，英語・スペイン語・ポルトガル語・ドイツ語などが飛び交う．出展しているのは矯正材料や器材メーカーはもちろん，画商，ウェブデザイン会社，コンサルティング会社，マネジメントシステム会社など多岐にわたる．

Ⅱ-5 先生,そんなことも知らないの？
グローバリゼーションの加速

　スペシャリティの第1歩が海外の学会への参加であると述べてきましたが，その背景として，医療環境にも及びつつあるグローバリゼーションがあげられます．インターネット環境の世界的な整備とスマートフォンの普及に後押しされて，これまで敷居の高かった医療情報にも情報のフラット化が及んできているということです[5]．

1. いままでみたこともない装置や治療法が世界では一般的かも？

　アメリカではじめて商用インターネットが使われ出したのはちょうど私が大学を卒業した1988年のことでした．私が開業した1995年には日本でも商用インターネットが導入されつつありましたが，当時はアナログダイアルアップ接続だったため，そのつど接続が必要でスピードが遅いわりに通信費用が高額で，せいぜい簡単なメールのやりとりかテキスト中心のホームページの閲覧程度でした．大切なメールの場合，メールを送ったり受け取ったりの確認をわざわざ電話でしていました．インターネットが現在のようにあたりまえの時代ではなかったのです．はじめてAAOに参加したときはFAXで参加登録したことをよく覚えています．

　現在ではインターネットを通じて膨大な量の情報のやり取りを，安価に素早く，そして確実に行うことができるようになりました．そしてこの技術は一部の人のものではなく，世界中のほとんどの人が利用できます．そのために地理的な制約がなくなり，グローバリゼーションが加速しました．

　そういった世界では，いままで先進国といわれてきた国はもちろん，たとえ途上国あるいは貧困国といわれていた国の人々であっても教育の機会を得やすくなり，職を求めたり高度な教育を求めたりして国境を越えて移動することが増えます．

矯正歯科界に照らしていえば，AAO，EOS（ヨーロッパ矯正歯科学会），WIOC（世界インプラント矯正歯科学会）など海外の学会のさまざまな情報がインターネット上で簡単に得られますし，同じように世界各国で開催される矯正セミナーのスケジュールや内容も自国にいながら簡単に把握でき，申し込みから参加費の決済まで可能です．これは矯正歯科だけではなく，補綴やインプラント，歯周など他のさまざまな歯科の分野でも同様です．
　このように，いまや先端の歯科の情報を求める世界中の歯科医は，自国内のみならず世界中から情報を集めようとしています．私も海外で学会以外にもいくつかセミナーを受講しましたが，参加者は世界中から集まって来ていました．そして若い人が多いというのがとても印象的でした．

　自分は日本で習ってきた治療をしていくのでよい，と思っていても，**全くみたこともない装置**が患者さんの口の中についていたり，聞いたこともないような治療法で治療されている他国からの転医患者さんが来院しないともかぎりません．
　「こんなみたこともない装置，効果ないからだめだよ」とか，「こんな聞いたこともない治療法じゃ治らないよ」といってしまうのは簡単ですが，そんな**自分のほうが知識不足**であるのかもしれないのです．

2．英語圏の一般人（患者さん）の知識は私たちより豊富？

　このグローバリゼーションは医療の供給側（歯科医療者）のみではなく受け手側（一般人＝患者さん）にももたらされています．これまでは歯科医から与えられた情報がすべてだったのが，患者さんみずからインターネットを通じて情報収集することがあたり前の時代になりました．

　日本の歯科医院や学会のホームページの発信する情報にはあまり大きな差がありませんが，一部の歯科医院による「最新」とか「最先端」などのうたい文句で集患目当ての誇張された情報が目立つため，日本の患者さんは知識を得ようとすればするほど誤った方向に誘導されるか，わけがわからなく

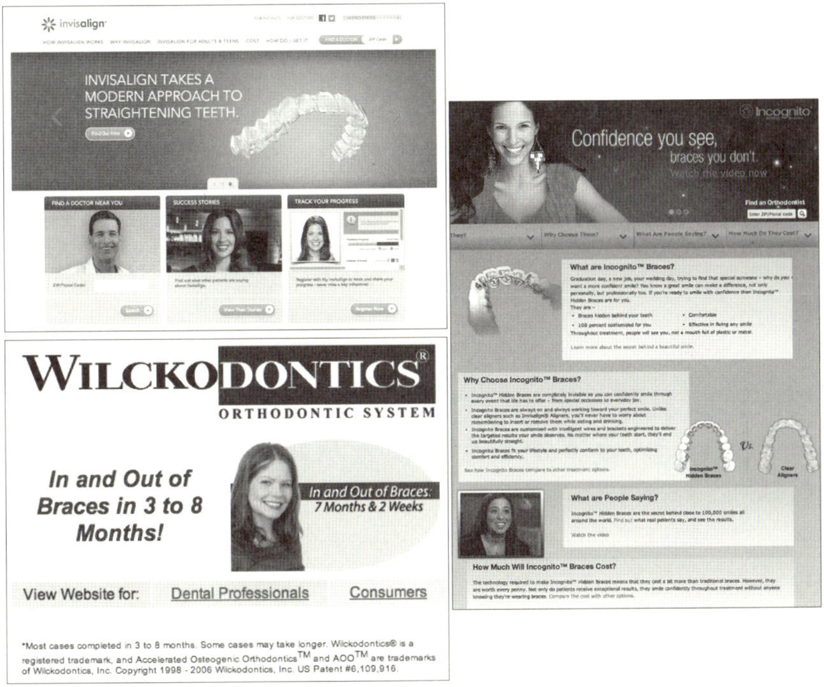

図4 アメリカの器材メーカーのホームページ
(http://www.invisalign.com/, http://www.wilckodontics.com/, http://solutions.3m.com/wps/portal/3M/en_US/US-Incognito/hidden-braces/)

具体的な治療方法はもちろん，患者さんの声や認定ドクター，論文リストなどが掲載されており，その気になれば一般の人でもかなりの専門知識を学習できる．

なって途方に暮れてしまい，どの歯科医院でどのような治療を受ければよいか迷ってしまう，いわゆる**「医療のネット難民」**が続出しています．

これにくらべて海外の学会や研究施設，歯科医院や業者のホームページからは，比較的公正な情報が得られることが多いように思います．たとえば，AAOやAAP（アメリカ歯周病学会）などの学会，インビザラインやインコグニートといった矯正装置のメーカーや，Willckodonticsといった矯正手法の開発者は患者さん向けのホームページをつくって積極的に発信しています（図4）．

さらにグローバル化により，国境を越える人々の移動が増加したため，日本にも英語圏の患者さんが増えています．この人たちは海外の最新の情報をインターネットだけではなく，自分たちのコミュニティからも収集することができるので，分野によっては**日本の歯科医とは異なる知識**を豊富にもっていることがあります．

　このように歯科医側にも患者さん側にも否応なくグローバル化の波が訪れています．一般の大学では，留学制度や休暇を利用した短期留学の奨励など，学生をグローバル社会へ対応させようという取り組みがみられますが，**国家試験予備校化**が進んだ歯科大学ではそのような余裕はありません．だからこそ，**みずからをグローバル化して強化しなければ**いけないのです．

3．国内で情報アップデートも必要

　私がほぼ毎回参加しているのは，年初からの順番でいうと AAO winter session, AAO, WIOC の3つです．これに単発的な海外セミナーや学会が加わることになりますが，これ以外にも学会誌の購読，Webinar（Web 上のセミナー）やマルチメディアを介した国内での情報アップデートももちろん必要です．

　たとえば AAO では，Webinar が頻繁に行われていますし，最近 Maia360 という医療関係のメディアプラットフォームが立ち上げられました．これは Webinar に参加することも，Webinar を開催することも可能なシステムです．まだ立ち上がったばかりですが，今後の展開が楽しみなサイトの一つです．

　マルチメディアで有用なのが Practical review です．これは多数ある学会雑誌の中から編集者（アメリカの大学教授など複数のドクター）が重要と思われるものをピックアップし，オーディオデータにして毎月届けてくれるというものです．一般歯科，口腔外科，矯正歯科，小児歯科などのカテゴリ分けがあります．矯正歯科で取り上げられている学術雑誌は17です．

American Journal of Orthodonticsand Dentofacial Orthopedics
Angle Orthodontist
Australian Orthodontic Journal
British Journal of Oral and Maxillofacial Surgery
Cleft Palate Journal
European Journal of Orthodontics
International Journal of Oral and Maxillofacial Surgery
Journal of the American Dental Association
Journal of Orofacial Pain
Journal of Clinical Orthodontics
Journal of Dental Research
Journal of Oral and Maxillofacial Surgery
Journal of Orthodontics
Journal of Periodontology
Journal of Prosthetic Dentistry
Oral Surgery, Oral Medicine, Oral Pathology, and Oral Radiology
Seminars in Orthodontics

　これだけの学術誌すべてに目を通すのはなかなか難しいものですが，毎月のベストセレクションを送ってくれるのは重宝します．取り上げられる論文は臨床に即したものが多く，レビュアーによる批評つきですから情報のアップデートにも有用で，非常に聞き取りやすい明瞭な英語で録音されており，英語のヒアリングのトレーニングにもなります．
　そもそもはアメリカの歯科医が通勤の車内などで聞くだけで情報のアップデートができるようにつくられたもののようで，設問に解答してアメリカの歯科生涯研修のポイントが貯まるようになっています．

　また，AAO Annual Session と AAO Winter Conference では，プレゼンテーションのメディアを購入することができます．これも10年程前は講演内容のオーディオテープだけだったのですが，いまはスライド画像とオーディオデータを合わせたデジタルムービーを収録した DVD で配布されるようになりました．セミナーのほとんどが収録されており，繰り返し視聴する

ことができます．英語ネイティブでない私にとってはこちらのほうがよく理解できますので，学会で気になったセミナーを再度視聴してより理解を深めるために使用しています．iPhoneやiPadでもみることができますので，時と場所を選びません．数年前までは学会終了後，半年程経ってから送られてきましたが，最近では，3カ月程度に短縮されました．近い将来，もっと早くインターネットでダウンロードできるようになるでしょう．また，学会そのものがリアルタイムにインターネット中継されるようになるかもしれません．

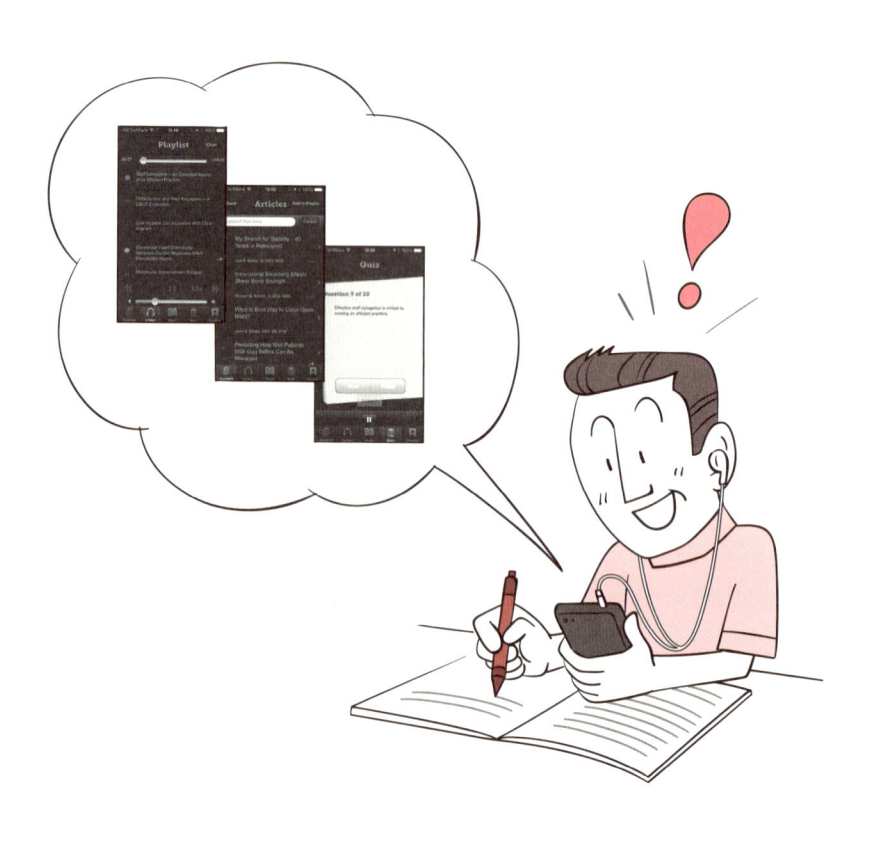

II-6 その治療に妥当性はあるの？
予防歯科ブームがもたらしたもの

　さて，これまでグローバル社会の進化を背景として，海外の学会への参加がスペシャリティの一つの武器となることを述べてきました．
　次に，もう一つの歯科を巡る今後の日本社会の変化について考えてみたいと思います．
　それは，予防歯科ブームと高齢化社会です．

1. 歯は残ったけれども歯並びの悪い中高年が増加

　1997年4月，キシリトールが食品添加物として厚生労働省に認可され，以来オーラルケア社やロッテ社などの啓発活動で，予防歯科ブームが起こりました[6]．現在，TVでは齲蝕や歯周病に効果があるという歯ブラシや歯磨剤のCMが流れ，雑誌や出版物にも歯と健康に関する記述が増え，一般の人々の口腔の健康に関する意識は以前より高まっているといえるでしょう．

　同時に予防歯科に関して積極的に取り組む歯科医院も増えてきました．しかし残念ながら，保険制度上の制約もあり，この予防歯科ブームはブームの域をなかなか出ていないのが現状のようで，齲蝕や歯周病の治療で歯科医院を訪れる患者さんはたくさんいます．

　一方で矯正歯科は，少しは普及してきたとはいえ，まだまだ特殊な治療とみられているようです．
　昔から八重歯がかわいいなどというような日本社会の風潮もありますが，『八重歯ガール』[7]という本が出版されたり，残念なことに一般の歯科医にも同じような考えの人もいて，「つけ八重歯」をつける歯科医院が現れるありさまです．歯並びに価値を見出す文化は，日本ではまだ定着していないといえるでしょう．

本来，サステイナブルな歯の健康を得ようと思えば，I章で述べたように，ライフサイクル上で適切な歯科のケアを受けていなければなりません．

すなわち**永久歯列が完成するまでの予防歯科と矯正治療，永久歯列が完成した後のメインテナンス**です．予防歯科としてクリーニングやフッ化物歯面塗布こそ一般的になってきましたが，いまだ矯正治療がそんなにポピュラーでない日本では，歯の健康に関心はあるものの，歯並びが悪く，歯周病リスクの高い成人が結果的に増えており，この傾向は今後も進むと思われます．そのような患者さんの治療をしていくためにはどのような武器をもつ必要があるでしょうか？

2．さまざまな問題を抱えた，要求の高い患者さんが増える⁉

これまでの保険治療では，齲蝕ができたら削って詰め，痛くなったら抜髄してクラウンにする．歯周病などで歯がもたなくなれば抜歯して義歯を入れるということの繰り返しでした．最近では，治療技術が進歩して抜歯せずに保存することがかなりできるようになってきましたし，抜歯しなくてはならない場合でもインプラントという選択肢が増えました．

しかし，不正な歯並びが原因で，歯周病を引き起こしていたり，インプラントや義歯の適切な設計ができない場合も多くあるでしょう．こうした患者さんでは，理想的な治療をしようと思うと治療計画の一環として矯正治療が必要になることも多く，逆に，歯並びの治療を主訴として来院する患者さんでも，さまざまな治療歴があったり，咬耗や歯の形態の異常，歯周組織の問題などを抱えているのが一般的です．口腔の健康に対して意識が高く，クオリティの高い治療を求める患者さんの治療ではなおさら，多科にわたる知識と技術を必要とするのです．

3．スーパーデンティストよりインターディシプリナリートリートメントを目指せ

日本の歯科医には勉強熱心な人が多く，たくさんのセミナーを受けて，一般歯科以外の高度な歯周治療や矯正治療までこなすスーパーデンティストがたくさんいます．それぞれの分野の専門医レベルの治療をこなすドクターも

いるでしょう．しかしながら歯科医療のさまざまな分野における治療技術の進歩は著しく，常に先端に居続けることは相当難しいことです．

たとえば先にも述べたように，矯正だけを専門としている私たちでも，海外の学会に年3～5回程度出かけ，国内学会やセミナーなどにも参加すると，診療日を確保するためにぎりぎりのスケジュールを組まなければならないこともあります．これが，歯周も補綴も保存も外科もということになると，同じレベルで知識や技術を吸収するのはまず不可能です．

アメリカ矯正歯科医会雑誌の編集長であったコキッチ先生はとても素晴らしいプレゼンターとしても高名で，彼のプレゼンテーションの中で，「その治療が合理的（reasonable）で，論理的で道理が通り（rational），安定性があるのか（stable）」という言葉があります．悲しいことに彼は2013年の夏突然の心臓発作で他界してしまいましたが，われわれは治療を行うときに常にこの言葉を自問すべきだと思います．

そう考えると，**残念ながらスーパーデンティストによる治療は常に独りよがりの治療の危険性をはらんでいます．** なぜなら，インターディシプリナリートリートメントと違い，誰からもチェックが入らないために，患者さんさえ納得すればどのような治療でも可能だからです．新しく開発された治療法や装置などの情報を得るとそのよい面ばかりに目を奪われ，目の前の苦しんでいる患者さんを助けたい一心から，負の面に目をつぶって適応してしまうことも起こりうるでしょう．これは，いままで述べたようなグローバル化した社会環境で，患者さんへの情報がフラット化してくる時代において，大変リスキーなことです．なぜなら，もっとよい治療の組み合わせがあったかもしれず，その選択肢について患者さんが理解していないままに治療を進めたということになりかねないからです．

つまり，**さまざまな分野にわたる問題を抱えた要求の**

高い患者さんに満足のいく治療を提供しようと思えば，一人ですべてをこなすのではなく，専門的知識をもったドクター同士の連携治療，すなわちインターディシプリナリートリートメントができなければならないということです．

インターディシプリナリーによる連携治療では，専門医同士が症例検討を行い，お互いに議論しながら，合理的，論理的で道理の通った，安定性のある治療を自然に目指すことになります．もちろん，連携するドクターと切磋琢磨して，それぞれ専門のスキルもアップしていかねばなりません．このような連携治療ができるようなドクター同士のネットワークをもっているかどうかというのは，スペシャリティとして大きな武器となるはずです．

2つめの武器は複数の専門医による連携治療（インターディシプリナリートリートメント）です．

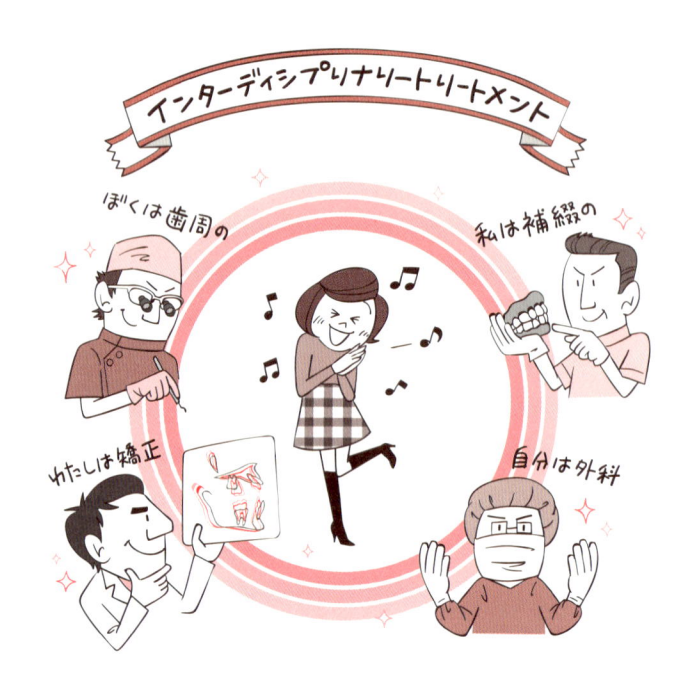

II-7 チームでゴールを共有せよ
インターディシプリナリートリートメントを目指して

1. アメリカにおけるインターディシプリナリーの変遷

　高齢者であったり，若年者であっても先天性欠如歯があったり，矯正のみでは治療困難なケースの演題がAAOのセミナーで目立つようになってきたのは，2000年頃からでした．当初の多科にわたる治療といえば，かかりつけの一般歯科医が問題点を発見し，歯周病があれば歯周病医に依頼し，その後，歯列不正があれば矯正医に依頼し，インプラントが必要であればインプラントを埋入して最終補綴を自分の医院で行うといった，複数の専門医によるそれぞれの治療，ディシプリナリートリートメントでした．

　これが少し進むと，マルチディシプリナリーとなります．マルチディシプリナリーでは他の専門医と連携することの利点は認識されていますが，まだ連携は組織的でなく，それぞれの専門医が自分の行う治療が全体的な治療計画の中でどういった目的のために行われるのか十分に把握していないので，それぞれの専門医が思い描くゴールが共有されていません．これでは患者さんにとって最善の治療とはいえません．

　これがさらに進んでインターディシプリナリーとなります．初期のインターディシプリナリーでは，専門医同士が互いの専門分野の共通の知識をもつようになります．そして患者さんの現症と主訴を把握して共通のゴールを設定し，そのゴール達成のためにどのような治療が最適であるかを検討し，互いの専門分野の知識を持ち寄って，組織的な連携治療を行います．

　真のインターディシプリナリーでは，専門医同士の互いの専門分野の共通の知識は広がり，互いに同じように考え，**共通の価値とゴール**をもちます（図5）．アメリカでは，ディシプリナリーやマルチディシプリナリーからとうに脱却しています．

　1980年代半ば頃より初期のインターディシプリナリーに移行し，現在ではインターディシプリナリートリートメントが盛んに行われています．私は

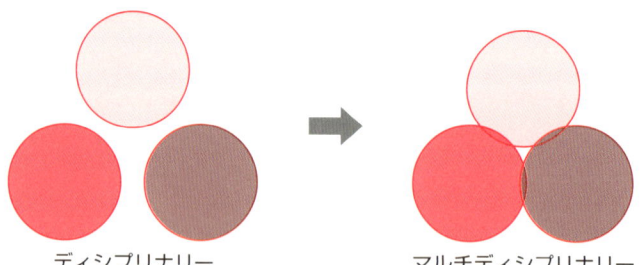

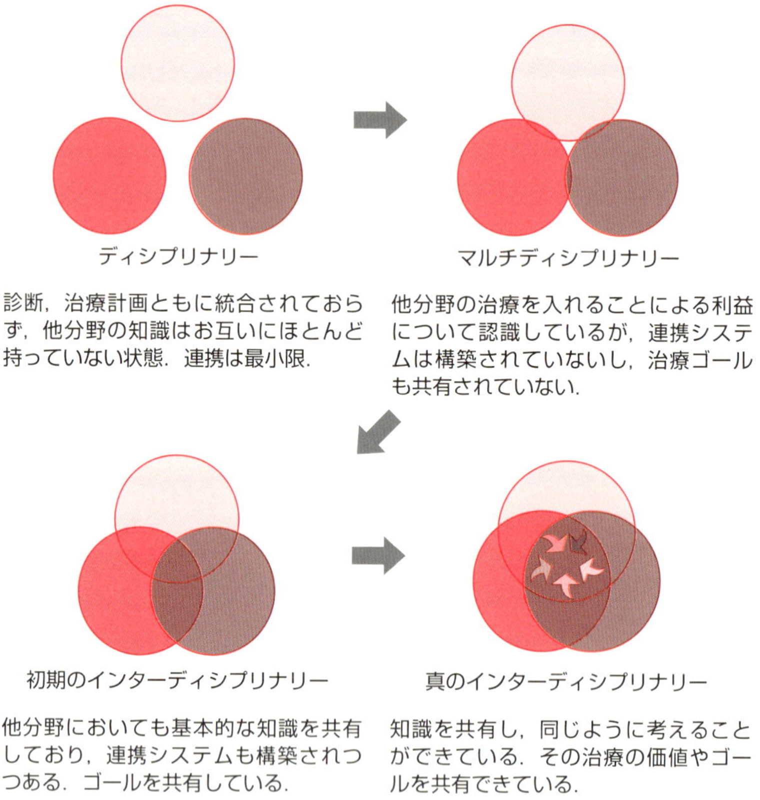

ディシプリナリー
診断，治療計画ともに統合されておらず，他分野の知識はお互いにほとんど持っていない状態．連携は最小限．

マルチディシプリナリー
他分野の治療を入れることによる利益について認識しているが，連携システムは構築されていないし，治療ゴールも共有されていない．

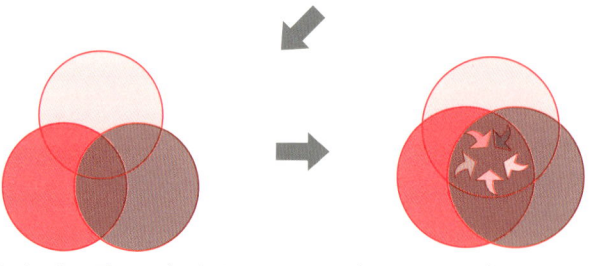

初期のインターディシプリナリー
他分野においても基本的な知識を共有しており，連携システムも構築されつつある．ゴールを共有している．

真のインターディシプリナリー
知識を共有し，同じように考えることができている．その治療の価値やゴールを共有できている．

図 5 20 年にわたる連携治療の変遷
アメリカではおよそ 1980 年代半ば頃に初期のインターディシプリナリーが始まった．

この概念を，2007 年の冬に開催された AAO と AAP の合同会議における「インターディシプリナリー 20 年の歩み」と題した講演で知りました．
　一方，日本では，残念ながらまだスーパーデンティストによる単独治療やマルチディシプリナリーの域を抜け出せていないように感じます．インターディシプリナリーを学ぶには，やはり先行しているアメリカから学ぶ必要があると思います．

また，インターディシプリナリートリートメントを行おうと思うと，当然ながらパートナーとなる他科の専門医をみつける必要があります．こうした出会いはなかなか得にくいものですが，海外の学会やセミナーに頻繁にいくようになると，同じように海外の学会やセミナーによくいくドクターと出会うことになり，国内では声をかけるのがはばかられるような高名な先生でも，海外では少数参加の日本人同士ということで話ができるということもあります．また，AAOや矯正セミナーは同じ分野の専門医同士の集まりですが，インプラント矯正やインターディシプリナリー関連の学会では口腔外科医や歯周病医，補綴医の先生と知り合いになる機会もできます．
　こういった先生方は当然，臨床に対する意識が非常に高く，日本に帰ってからも貴重な人脈となります．またこの人脈は新たな人脈形成につながりますので，**人脈の輪がどんどん広がり，新たな知識を得る機会も増えていく**，よい意味でのスパイラルを生むことにつながります（この本を読んだみなさんが大挙して海外の学会にいくようになるとこのようなことは少なくなるのかもしれませんが……）．

2．インターディシプリナリーチームの勉強会

　そして，インターディシプリナリートリートメントを実現させるためには，お互いに境界領域の共通知識を持ち合わせる必要があります．矯正治療でどのような歯の移動が可能なのか，歯周病治療や補綴治療の知識をそれぞれの専門医同士がある程度持ち合わせていないと，よい連携は行えません．歯周組織の状態と矯正力の反応について矯正歯科医が理解していなければ，安全に歯の移動はできませんし，そのために歯周病医ができることを矯正歯科医が知っていないと，それをもとに治療計画を立てることもできません．どのような位置に歯を配列すれば，矯正治療後に補綴処置を審美的に行うことができるのかわかっていなければ，そもそも矯正治療のゴールとなる歯の位置づけがわからないということになります．
　このような知識とスキルは，パートナーとなる専門医それぞれの知識やスキルとつり合っていなければ，その中の1人だけが高度な知識とスキルを

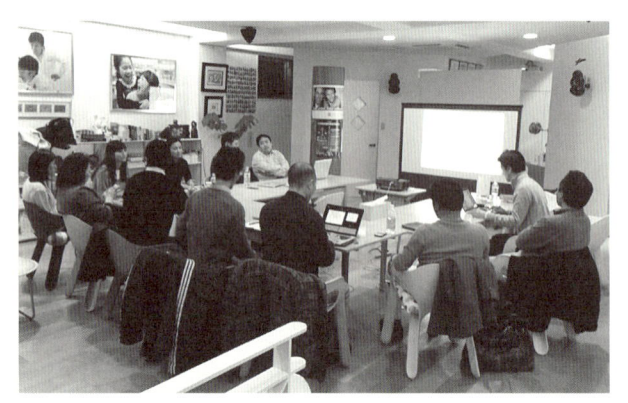

図6 連携治療研究会
月に1回，歯周病医，補綴医，矯正医が集まり，お互いの症例などを検討している．それぞれの専門分野の最新情報の交換もできてとても勉強になる．

もっていても活かされません．**インターディシプリナリートリートメントはいわばチームで戦うサッカーのようなもので，チーム全体の実力を測りながらゴールを設定する必要がある**のです．そこで，インターディシプリナリーチーム内での勉強会が重要になります．

　私たちも月に1回，連携治療研究会（図6）と称して，歯周病医や補綴医の先生方とお互いの症例などを検討する会をもっていますが，矯正歯科専門医からみると，インプラントや歯周のケースをみても，補綴のケースをみても大変勉強になり，特に成人患者さんのケースをみる視点が大きく変わってきたことを実感します．

　勉強会では，連携治療を行うドクター同士でそれぞれの専門分野の基礎的なセミナーや症例発表，また連携治療の症例発表や症例検討が中心となりますが，それぞれの専門分野の最新情報の提供も重要です．

　このように，常に武器を磨き続けることも必要なことだと思います．

Ⅱ-8 わらしべ長者

　卒後しばらく大学に勤めた後に開業したある女性の矯正歯科医と話す機会がありました．あるきっかけで海外の高名な先生と知り合い，そのつてで多くの先生の知己や学びの場を得たそうです．その矯正歯科医は自身のことを「わらしべ長者みたいでしょう？」といって笑っていましたが，海外に飛び出す勇気，すなわち最初のわらしべがなければ，いまの彼女はなかったのではないでしょうか？

　私は周りの友人と協調して過ごすのが好きなタイプです．大学卒業後は普通に矯正を学び，開業しました．それで何の不満もありませんでした．

　私にとってのわらしべは，共著者の賀久・有本との出会いでした．私の大学矯正科への入局が2年ずれために，有本と同期になり，グリーンフィールド先生のセミナーを一緒に受講し，そこで賀久と出会い，研究会を設立して毎年海外の学会で発表するようになりました．その結果，グローバルな視点とインターディシプリナリートリートメントの大切さを知り，多くの人と出会って，自分の知識もより広がり，いまではいくらかは深みのある楽しい矯正歯科医ライフが送れているように思います．

　歯科医に限らずスペシャリティという武器は人それぞれで，グローバリゼーションとインターディシプリナリーだけに限らないでしょうが，大学生の2人の息子たちや若い先生方にお話しするつもりで，自分の経験から感じたことについて述べさせていただきました．

　わらしべ長者は目の前のわらとアブを結んでおもちゃをつくったことにより，自分の運命を切り開いていきます．わらとアブという異質のものを組み合わせることであらたな価値をつくったのです．いまや，情報という知識は目の前に広がっています．**あなたというフィルターを通してどんな価値をつくれるか**が，スペシャリティの決め手となるでしょう．

（篠原　範行）

III

学校では習わないオフィスづくり 1

他とは違う尖ったオフィスを目指す

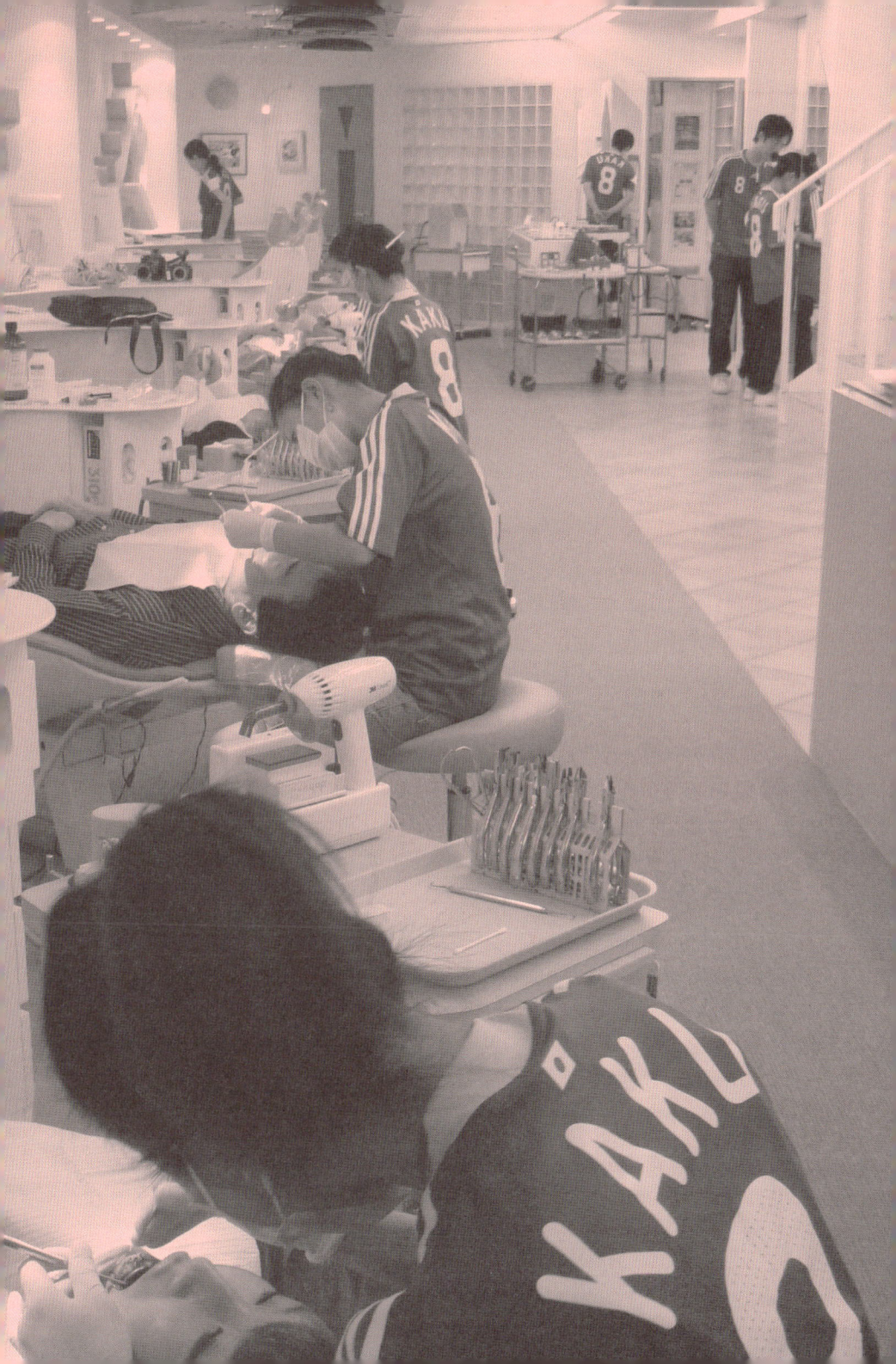

III-1 「何かあったときは頼む……」
アメリカ留学と帰国

　私（賀久）は現在，東京都渋谷区の広尾と代々木上原に2軒のオフィスをもち，年間に800名程度の新規患者を診ています．スタッフはドクター5名，歯科衛生士7名，レセプショニスト兼トリートメントコーディネーター6名，歯科技工士2名，歯科助手2名．オフィスの広さは，2軒合わせると約200坪にチェアが14台．複数ドクターがいるとはいえ，すべての患者さんを私一人で責任をもって治療しているとお話しすると，矯正歯科と小児歯科に特化する医院としては経営的にもかなり成功していると思っていただくことが多いようです．

　しかし，このような状態に何の苦労もなくすんなりなったわけではなく，また，こうなろうと狙ってやってきたわけでもありません．そもそものスタートは，父の突然の他界で引き継いだ，新宿歌舞伎町にある雑居ビル4階のたった13坪，チェア3台，スタッフ0名のオフィスでした．そこから，どのようにしていまの状態になってきたのか，**オフィスの戦略的位置づけ**を考察しながら，少し振り返ってみたいと思います．

　それにはまず，私の父の話から始めさせてください．

　私の父は香港のラサール高校（日本にもあるキリスト教系の当時全寮制の男子校）を卒業後，歯科医になることを目標としていました．当時，香港には歯科大学がなく，歯科医を目指す若者は，香港を植民地支配していたイギリスに進学するか，アメリカやオーストラリア，または日本に進学するしか選択肢はありませんでした．

　父は日本に進学しましたが，それは父の両親，すなわち私の祖父母もかつて日本で過ごした華僑で，日本語を少し話せたことや，祖父母の日本人の友

人が多くいたことがいちばんの理由だったのだと思います．父が日本を好きだったとか，日本に憧れていたという話は生前聞いたことがないので，おもに祖父母が留学先を決めたのでしょう．

1997年に中国へ返還されることが決まっていた香港では，中産階級以上の多くの家庭で子どもを海外に留学させていました．中国本土と同じような政治が香港に持ち込まれることがあれば移民するという覚悟で子どもたちを送り出したのです．香港島と九龍半島を結ぶスターフェリーが行き交う港から海をみて，「海の向こう側にある世界で羽ばたいて，立派な大人になりなさい」と，香港の子どもたちは送り出されたといいます．

父は留学当初，日本語もままならなかったのですが，何とか日本で歯科大学を卒業し，国家試験にも合格した後，日本人女性と結婚します．その日本人女性が，私の母です．

留学先の国へ移民する香港人も多かった中，父は長男として生まれ，家族を代表する者として，香港に戻るつもりで日本で学生生活を送っていました．そこで結婚後，日本人の母を連れて香港へ帰ったのです．しかし，英語も広東語もわからない母は，どうしても香港での生活に我慢できず，日本へ戻りたいといい出しました．そして，父はそれを受け入れます．中国人の大家族に生まれた長男が，外国人と結婚して一度は香港に戻ってきたのに，再び外国へ送り出すことになってしまったのは，祖父母にとってショックな出来事だったようです．

父は，自分があまりにも日本語で苦労したため，自分の弟や妹たちには日本への留学を薦めず，アメリカへ進学するようアドバイスをしました．その私の叔父や叔母たちはアメリカで大学生活を終え，就職し，やがて現地の中国系アメリカ人と結婚し，私の従兄弟にあたる子どもたちを生みました．こうして，わが賀久家は，香港，日本，アメリカと離ればなれになり，香港返還を前に，父の家族の運命は大きく変化していきました．

私の母は東京生まれで親戚もみな近くに住んでいますが，いつでも物理的に会ったり話したりできるということもあって，それほど頻繁に連絡を取り合うこともありません．しかし父の親戚たちは，離れているからこそお互いを思う気持ちが強く，誰かの誕生日には時差があっても国際電話をかけ合ったり，カードの交換をしたりと，強い絆を持ち続けていたのでした．

　私はといえば，父に強要されたわけでもないのに何となく歯科医の道を選び，賀久家のこのような事情から，ごく自然に「日本の歯科大学卒業後は父の兄弟たちが住むサンフランシスコに留学しよう」という目標をもっていました．父は，自分が日本で言葉の壁を感じて苦労したので，どちらかというとアメリカの大学院進学には反対していましたが，私は「いかなければ将来必ず後悔する」と考えて，父の反対を押し切ってボストン大学歯学部大学院（矯正歯科専攻3年プログラム）に進学しました．そんなふうに，父に対しては少しわがままに振る舞ってきた私でした．

　その大学院も最終学年の秋のことです．
　アメリカの秋は祝祭日が多く，ハロウィーンが終わると一息つく間もなく，サンクスギビング，クリスマスと，ホリデーシーズンに突入します．毎年11月の第4土曜日がサンクスギビングデーの祝日で，アメリカ人は家族や親しい友人とご馳走を囲みます．そんなある日，お金がかかることが嫌いなはずの父から珍しく国際電話がありました．**癌に侵され，余命わずか**だというのです．父自身，まさかそこまで大きな病気にかかっていたとは思ってもいなかったようで，「何かあったときには頼むぞ」と涙ながらに話す父に，「大丈夫だよ」と声をかける以外，気の利いた会話をすることもできませんでした．

　アメリカの大学院は，診療以外に臨床科目のテストやレポートなど，毎日多忙なスケジュールをこなさなければ修了できないため，父を見舞いにいく余裕もなく，冬休みになるまでは帰国もかないませんでした．年末の試験や

レポートを終えて私が日本に帰ったとき，父は手術後で植物状態となっており，私のことすらわからない状態でした．担当医に病状を聞くと，あと2,3日といわれ，愕然としました．まさか，あのサンクスギビングのときの電話が最後の会話になるとは……．

　時間があれば，大学でポジションをもらいながら，さらにアメリカの歯科医師国家試験を受けようかなどと呑気に考えていた私は，こんなことになるとは思ってもいませんでした．

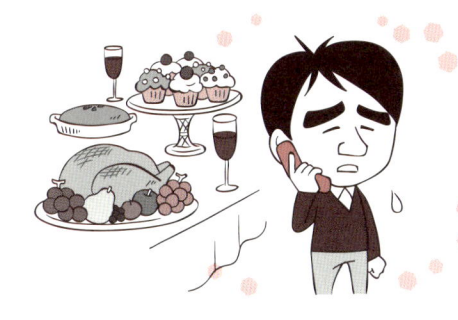

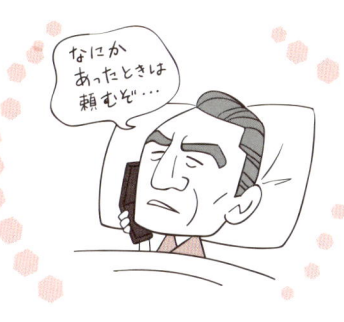

Ⅲ-2 非常識の力
銀行から融資を断られる

　ボストン大学大学院最終学年の冬に父が突然他界してしまい，私は多くの問題に向き合わなければならなくなりました．まず，父の診療所をどうするのか？　自分は大学院に通い続けられるのか？　これから，どうやって生活するのか？

　父が亡くなったとき，母は当然のごとく「あなた，歯科医師免許をもっているのだから，大学院なんかやめてお父さんの診療所を継ぎなさい！」といいましたが，私はそのとき，そうはしませんでした．それには2つの理由があります．

　1つは，私は大学院で矯正歯科を専門に勉強していたため，父が経営していた一般歯科の診療所で患者さんに満足していただける治療などできるはずもなく，父が築き上げてきた信用を落とすだけだと思ったからです．

　2つめの理由は，私が矯正歯科を心から楽しんでいたということです．これは自分でも驚きでしたが，アメリカの大学院に進むまで，矯正歯科を学ぶのがこれほど楽しいとは思ってもいませんでした．3年間のプログラムの最終学年の冬にさしかかっていた私には，大学院を中退することなど考えられませんでした．矯正歯科のスペシャリストになりたいという夢をもって留学を決めたので，父の死をきっかけに，それを諦めるわけにはいかなかったのです．父との最後の電話で「がんばれよ！」とかけられた言葉も，**「自分が決めた道は最後まで走り続けろ」**と激励してくれているように思えたので，矯正歯科医になるのを諦めて父の診療所を継ぐことは，父も願っていないだろうという思いもありました．

　しかし，いちばんの問題は，大学院生活を続けるのにどうやってそのお金を捻出するのかということでした．父の診療所の経営は父しか把握しておら

ず，いろいろと調べているうちに，私の留学や医院経営のための借金があることがわかってきました．

そういった場合どうしたらよいか，大学院の級友たちに相談すると，「銀行で借金すれば大丈夫！」とアドバイスをしてくれました．アメリカで矯正歯科医になるには，4年制の一般の大学を卒業後，また4年間かけて歯学部で学び，さらに矯正歯科医になるための専門プログラムに進学するという（10年以上学生をする）必要があります．その学費をまかなうために自分でローンを組む学生もたくさんいたのです．

そこで私は，生まれてはじめて父が融資を受けていた日本の銀行へお金を借りに出かけました．

融資のコーナーで待っていると，やがて自分の番号が呼ばれました．父の借金の返済や，アメリカでの大学院生活には数千万円必要だとわかっていたので，その旨をカウンター越しに伝えました．

すると，「いまは何をされているのですか？」と聞かれ，「学生です」と答えると，さらに「学生になる前のお仕事は何ですか？」と尋ねられました．**「僕は，いままで就職をしたことはありません」**と正直に答えると，**「そういった方に融資をする制度は，当銀行にありません」**という返事．これにはビックリしました．

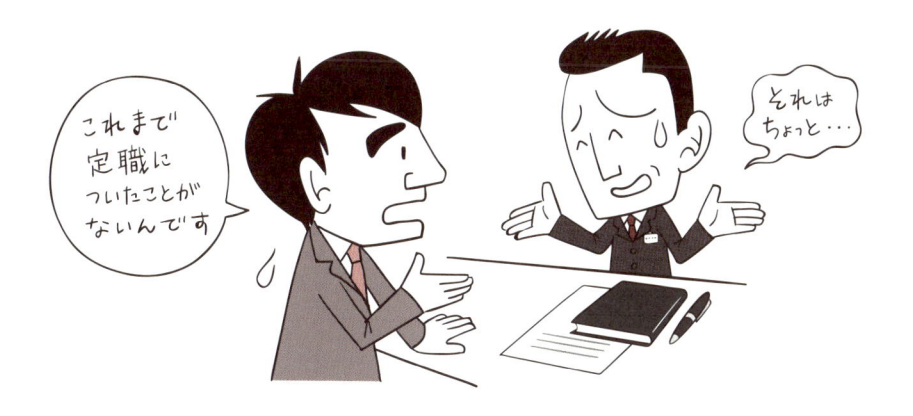

銀行は，申し込めば融資してくれるものだとアメリカの友人たちは話していましたし，自分も簡単に考えていたので，ショックでした．

　加えて，父の借金は母の実家の不動産が担保になっていたため，期日までに返済ができない場合は，実家を明け渡さなければならないと告げられました．それを唯一回避する方法は，私が大学院を卒業後，開業するという約束のもと，国民生活金融公庫（現：日本政策金融公庫）で融資をしてもらうことでした．

　当時の自分には，それ以外の選択肢はなく，人生は自分の思い通りにならないことを思い知らされたのでした．

　こうして，私は大学院の修了と同時に日本へ帰ることになり，歯科医としてお給料をもらったこともないのに，いきなり経営者として生きていかなければならなくなりました．それまで学校の成績さえ気にしていればよかった学生から，経営者として医院を運営し，他の歯科医院と競争をしていかなければいけなくなったのです．

　同業者間の競争を勝ち抜くためには，「競争戦略」が必要です．いかにして他者より優れた収益を持続的に達成するのか，その基本的な手立てを示すものが，競争戦略です．

　次の項では，私たちのオフィスでどのような競争戦略を立てたのかをお話ししていきたいと思います．

Ⅲ-3 歌舞伎町で矯正・小児歯科専門医院
ポジショニングを明確に

　父が大学院最終学年のクリスマスイブに他界し，私は年明けすぐに残りのプログラムを修了するためアメリカへ戻りました．私が日本で開業することになったと話すと，8人いるクラスメイトの半分以上がすでに開業を決めており，お互いに励まし合いながら，機材を選んだり，見積もりを取ったりしていました．

　アメリカの大学院では，学問的なことばかりでなく，オフィス経営やマネジメントに関する授業もあります．開業する際には，グループプラクティス（共同経営のオフィス）に所属する場合，現存する矯正歯科オフィスを買い取る場合，新規に開業する場合など，それぞれの利点欠点を，具体例を交えて教わりました．

　私の場合は，資金も十分になく，お金をかけずにスタートする方法を必然的に選択するしかありませんでしたが，授業では自分のオフィスをもつにあたって，「自分が好きな場所を選ぶ」ことがとても大事だといわれました．同業者が少ない駅の近く，などという条件で開業場所を探す人もいると思いますが，そうした場所にはやがて別の競争相手も来てしまいます．だからこそ，**自分がオフィスをもつその街を好きでなければならない**，と説明されました．

　また，開業時のパートナー選びについても授業がありました．矯正歯科医が他の専門医をパートナーにする場合の組み合せで，どのような利点欠点があるかということです．小児歯科医，歯周病専門医，歯内療法専門医，補綴専門医，口腔外科医など組み合せはさまざまあります．

　私の場合は，家内も私と一緒にボストン大学の大学院に留学し小児歯科を学んでいたため，矯正歯科と小児歯科に特化した専門医院としてオフィスを

運営しようと考えていました．しかしこれにも，良い点と悪い点があります．良い点はもちろん，成長過程で子どもを経過観察する機会があるため，どのタイミングでどのような処置を行うかじっくり患者さんと向き合って仕事ができることや，難しい処置をする場合でも共同作業で診察できる点です．一方でマイナスとなるのは，小児歯科の診察も行う一般歯科の先生や小児歯科専門医から，矯正歯科の依頼をしていただけないリスクがあるということでした．

そのようなリスクは承知のうえで，自費の矯正歯科と，自費の小児歯科でオフィスをスタートすることにしました．小児歯科まで自費にした理由は，自分たちがアメリカの大学院で学んできた専門医療を患者さんに存分に提供するには，**保険診療の仕組みにとらわれず自費でするしかない**と考えたからです．アメリカの大学院ではさまざまな経験をしたり知識を学ぶ機会に恵まれ，臨床は何とかなるという自信をもっていました．一方，経営には全く自信がありませんでしたが，学んだ臨床の技術や知識を自分の患者さんに精一杯行っていくだけ，という開き直りにも似た思いもありました．

しかし，いざ開院の日が近づいてくると，地元の歯科医師会で古くからお付き合いのある先生方や，父の友人の先生，また，われわれ2人の先輩たちからは，「子どもも住んでいない新宿の歌舞伎町では，小児歯科は無理なのでは？」とか，「矯正歯科の専門医院もすでに多いから大変だよ！」といったご意見をたくさんいただきました．
　また母は，父が生前診ていた患者さんもいるので，一般歯科もどこかで勉強しながら矯正歯科と組み合わせ，いわゆる「スーパーデンティスト」になればどうかと提案してきました．

　しかし，スーパーデンティストになるという選択肢は，自分には全く考えられませんでした．そもそも，私は広くま

んべんなく何でもこなすというタイプではありませんでしたし……．

　熟考した結果，私たちは矯正歯科と小児歯科の専門医院という選択をしましたが，これはいまになってみると正解でした．

　では，なぜそれが正しい選択だったのでしょうか？

　歯科医院経営をビジネスとして考えると，多数ある歯科医院の中で**他院との違いや自分たちの特徴が何なのか，**ということを考えないといけません．さもないと，患者さんからみれば，あなたの歯科医院でも隣の歯科医院でもどちらでもよいということになってしまいます．

　他院との違いや，自院の特徴を際立たせるためには，自分たちはその業界のどこに位置取るのかという考え方，すなわち「ポジショニング」という考え方が必要です．

　MITSUE-LINKSのマーケティング用語集には，「ポジショニングとは，ターゲット市場の顧客の心の中に独自の位置（ポジション）を占めるために，企業が自社の提供物とそのイメージをデザインすることを指します．ポジショニングは，自社を他社と差別化するために行うものですので，自社のポジショニングが現時点で他社と異なっている必要があり，その意味で最も効果的なポジショニングは独特で**他社が容易に模倣できないポジションを占めること**と言えます．また，変化する環境の中においてはどんなポジショニングも永続的なものではないので，企業は常に自社のポジショニングを見直す必要があります」[1]と書かれています．

　まずは，自分のもっている可能性の中に「他者との違いをみつける」ということが重要です．独自のポジションをつくり出すことで競争から抜け出すことができ，その結果，顧客を自分に引き寄せることにつながります．

　当時の新宿には，**何でもできるという看板を掲げた歯科医院は多くありましたが，**矯正歯科と小児歯科に特化した医院はあ

りませんでした．そして，アメリカの大学院を修了したスペシャリスト2名が診療を行っているという医院もありませんでした．こういったことも，自分たちのポジショニングを明確にできた要因だと思います．

　しかし世の中には，「違い」よりも「類似性」ばかりが目につきます．「違い」が一目でわからない他者と類似したイメージの中にいては，独自のポジションがつくれないので注目されませんし，いつまでたっても競争の中にい続けることになります．歯科医院のホームページには，インプラントも矯正歯科もできます，ラミネートベニアやホワイトニングに最新の機材を使っていますというようなキャッチコピーをよくみかけますが，多くのことをやりすぎていると，かえって何が特徴なのかわからなくなってしまいます．

　利益を出すには，「Doing different things であり，Doing things better ではない」と，経営学者・楠木建氏の『ストーリーとしての競争戦略』[2)]に書かれています．

　「他院と違ったことをする」から利益が出せて，これが競争優位の源泉となっていきます．なぜなら，他院と全く同じことをしていたら，患者さんには比較のしようがなく，「家から近いから」など医院の特徴とは関係ないところで選ばざるをえないからです．

　私たちが行うべきは，**「何をやり，何をやらないか」**をはっきり決めること．それをはっきりさせれば，他院との違いを持続させることができ，利益を出すことにつながっていくのです．

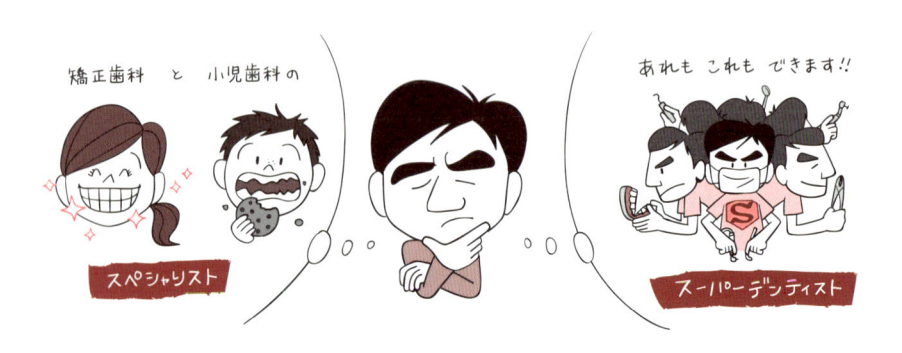

III-4 トランク2つだけで夢をみる
夢のような生活をしていたアメリカの教授たち

　開業間もない頃は受付スタッフもおらず，私たち2人は日々仕事に追われていました．父が亡くなって1年以上過ぎていましたが，会計処理から技工物の作製，患者さんの写真やセファロ分析のまとめなど，仕事は毎日遅くまで続きました．未亡人になった母は私たちと同居して食事をしたり，会話をしたりするのを楽しみにしていましたが，私たちは終電近くまで仕事をすることもあり，あまり家で食事をとることもありませんでした．

　そんなある日の晩，私たちが仕事中心の生活でほとんど家にいないことに不満を募らせた母がついに怒り出しました．「あなたたちが自分たち中心の生活をするのであれば，この家から出ていきなさい!!」

　仕事で疲れて帰って来た私は口論するエネルギーもなく，「わかった．出ていくよ」といって，家内の伯母が住む家に居候することにしました．

　トランク2つで家を出た私たちは，**この後，数年，このトランクが唯一の家財道具となり，**居候生活を続けていくことになるとは思ってもいませんでした．

　ボストン大学の矯正歯科の大学院は，毎年8名の大学院生を募集していたのですが，そこに250名ぐらいの志願者が世界中からやってきます．アメリカの他大学でも矯正歯科の人気は同様で，矯正歯科医という仕事が若者の憧れの一つになっているということだと思います．

　アメリカは専門医制度が世界でもっとも発達している国で，矯正歯科を専門にしたからといって，必ずしも経済的に裕福になれるわけではありません．では，なぜ矯正歯科医が人気なのかというと，治療に絡む訴訟が少ないとか，患者さんにポジティブな人が多いとか，アポイントのコントロールをしやすいので家族と過ごす時間などプライベートに使う時間が調整できると

いう利点があると思います．

　私が留学していた当時，ボストン大学の矯正歯科で教鞭をとっていた教授陣は，主任教授を含め全員が開業していました．先生方のオフィスにいくと，院内の豪華なスペースもさることながら，働くスタッフも生き生きしており，憧れのまなざしで見学していたものです．
　また，立派なご自宅にいけば，車庫には高級車が停められ，可愛い子どもと素敵な奥様が出迎えてくださいました．ニューハンプシャーやベルモントのスキー場に素敵な戸建ての別荘があり，スキーもプロ級の腕前という先生もいらっしゃいましたし，また別の先生はボストン郊外のケープコッドに別荘をもち，キャビンつきのヨットでセーリングするのが趣味というように，プライベートも充実しているというのがひしひしと伝わってきました．
　大学の教授たちのような，仕事もプライベートも充実した矯正歯科医は，われわれ大学院生たちの憧れだったのです．

　脳科学者の茂木健一郎氏の著書『感動する脳』[3]には，人が成長するためには5つのステップが重要であると書かれています．その5つのステップは，子どもの成長の場面でも，一般のビジネスマンやわれわれ歯科医の成長を考えるうえでも，理解しやすいコンセプトです．

1．知　識：感動を利用して多くの知識を記憶する
　読者のみなさんは，試験勉強などで覚えたことをいまでもしっかり記憶しているでしょうか？　私は試験が終わるとすぐ忘れてしまいます．それは楽しいと思えることでなかったり，興味がないことだからだそうです．
　それとは逆に，自分の好きなことはとてもよく覚えていますし，楽しいと思うことは覚えることを苦痛に思わない，つまり，**楽しみながら知識を得る**ことが大切です．

2. **体　験**：感動した体験から創造性が生まれる

　本書を購入してくださったみなさんは，それぞれ専門にされている歯科の分野があるかもしれません．そういったことを決める際，ご自分が興味をもって面白いと思った分野を選んでいるのだと思います．自分が**どんな体験で感動したか**によって，自分が目指すものや創り出したいものがはっきりしてきます．

　感動した体験をもとに，価値観に合うものを創り出そうとする習性が脳にはあるということです．

3. **本物に触れる**：よいものを見分ける目を養い，高い理想をもつ

　最初に体験したものがよいものでなかったり，いい加減なものだったりすると，その間違ったものが自分の中で基準になってしまいます．よりよいもの，**本物を目にしたり，触れたりする**ことが大切で，それが私たちの理想をより高くしてくれます．

4. **願望をもつ**：違いを感じて，ギャップを埋めようとする

　読者のみなさんには，憧れの人，目標とする人はいますか？　人は「すごい！」と思う人や事に出会ったときに，あんなふうになりたいという願望をもち，何をしたらそのようになれるのかを考え，具体的に目標をもって学び始めます．どんなことであれ，**目標にするものとのギャップを埋めるため**に具体的に何かを学び始めるのが，願望をもつということです．願望をもつとは，つまり，目標を達成するために何が必要かを考えることといえます．

5. **実　現**：学習する努力＋意欲＝実現！

　実現させてよりよいものを創り出すには，学習に加えて「自分はこうしたい！」と思う意欲が必要です．知識を貯え，多くの体験をする．そして本物に触れることで理想を描き，そして熱意，意欲をもって考え抜いた結果，実現に結びつくのです．

私の大学院生活に，この5つのステップをあてはめてみると，
1. **知　識**：各分野の教授陣が多彩な内容の講義をしてくださり，楽しく知識を身につけることができた．
2. **体　験**：模型実習や臨床実習の中で，病院内のさまざまな症例を経験することができた．
3. **本物に触れる**：ボストン大学の教授は全員開業医であり，臨床も研究も本物であった．
4. **願望をもつ**：教授陣が素敵なプライベートライフを過ごしているのを目の当たりにして，自分もいつかそうなりたいと思えた．
5. **実　現**：プログラムは卒後すぐに開業するためのものだったので，仲間とともに自分も必ず開業できると考えることができた．

と分析できます．

私の場合は，たまたまアメリカ留学でこのステップを踏んできましたが，この5つのステップを踏めば誰でも自己実現ができるのではないかと思います．

ボストンで矯正歯科専門のオフィスを開業する先輩たちの「本物」に触れ，プライベートでも楽しそうに生きるバランスの取れたアメリカの矯正歯科医をみて，「自分もそうありたい」と強く願い，それを実現させようと必死だった私たちでしたが，帰国後の現実のプライベートライフといえば，母から家を追い出され，家内の叔母の家に転がり込むという**ひどい生活**でした．

仕事もプライベートも充実させたいと思っていた私の矯正歯科医ライフは，まだまだ暗中模索の状態だったのです．

III-5 「開業当初は時間があるでしょう？」
メンター，仲間との出会い

　アメリカの大学院時代は，矯正歯科の機材メーカーが，最新の商品の説明をするため，月に何度か矯正歯科の医局へ訪ねてきていました．メーカーのプレゼンテーションは，たいていランチタイムに全学年の大学院生を集めて行われ，メーカー側がピザやフライドチキン，時には中華料理やタイ料理をケータリングしてくれて，医局はパーティをしているようでした．

　こういったメーカーのプロモーションは，大学院修了間近になるとさらにグレードアップし，飛行機代とホテル代を負担してくれて，工場見学や有名な矯正歯科の先生の講義に招待してくれたりしました．大きなイベントとしては，GORP（Graduate Orthodontic Residency Program）という，全米の矯正歯科の大学院卒業生が1つの場所に集まり，寮生活をしながら講義を聴いたり，各メーカーの商品についてのセミナーを聴いたりするイベントがありました．

　私のときはミシガン大学のキャンパスで行われたのですが，**参加にかかる費用は，このイベントを協賛する矯正歯科メーカーがすべてまかなってくれました．**

　さらに，業者によって違いはありましたが，大学院修了後3年間はすべての製品が50％オフになったり，最初に手がける数症例は，卒業記念で装置をプレゼントしてくれたりしました．

　そのようなこともあって，私は開業前の機材購入をすでにアメリカで済ませていましたが，さらに買い足したい機材がいくつかあり，開業1，2カ月前に東京ドームで行われたデンタルショーに出かけて行きました．

　TPジャパン（現：TP Orthodontics Japan）のブースに行き，アメリカで

提示されていた大学院生割引は通用するか，営業の方に尋ねたところ，確認して後日電話で返事をもらえることになりました．そのとき，たまたまTPジャパン主催のセミナーの案内をしていただいたのですが，これが，後に私たちの師匠となるグリーンフィールド先生の非抜歯矯正セミナーだったのです．

パンフレットをみると，私がボストン大学で行っていた治療内容に近く興味をもちましたが，当時，実家を追い出されて経済的に厳しい状態の私には受講料を払う金銭的余裕などなく，仕事が軌道に乗って精神的にも経済的にも余裕ができたら参加したいと，そのときはお断りしました．すると数日後，「大学院生割引の話も含め，うちの社長が先生とお話がしたいと申しておりますが，上野の料亭に来ていただけませんか？」とお電話がありました．その社長というのが，現オーラルケアの大竹喜一社長です．

このときに大竹社長から，「矯正歯科専門での開業は時間にゆとりもあるでしょう？　このセミナーの通訳をしませんか？」というお話をいただき，グリーンフィールド先生の研修会に通訳としてかかわることになりました．

そして，このコースに参加していた本書の共著者の有本先生，篠原先生とも出会うことになります．まさか，デンタルショーで値切ったことがきっかけで，その後一緒に研修会をしたり書籍を執筆したりするような仲間に出会えるとは思ってもいませんでした．

セミナーを受講するお金もなかった私に，そのような機会を与えてくれた大竹社長は，日本帰国後の私の歯科医人生を大きく変えて，エキサイティングなものにしてくれたのです．

私は開業時に出会った大竹社長やグリーンフィールド先生から，自分の**歯科医としての人生や歯科医院のコア（中核）**になる部分を教えていただきました．それはすなわち，自分が他の歯科医とどう違うのか，もしくは自分の歯科医院は他院とどう違うのかということです．

コアをしっかり意識できれば，それに沿った戦略を立てることができます．**競合する他の歯科医院には，「非合理的」で「やるべきではない」ことのようにみえ，なおかつ「リスクが大きすぎてとても真似できない，または真似したくない」と思うような戦略を立てる**ことによって，業界内の競争から外れた位置にポジションを占めることができ，競争に巻き込まれずに済みます．

　最近では，「インプラント1本○○万円！」などと歯科医院でも安さを売りにしているところがありますが，とにかく安くすることだけに戦略を置いていたら，競合する近所の医院がもっと安い治療費を設定した時点で，戦略としては意味がなくなってしまいます．

　たとえ治療費やその他で不利な点があっても，患者さんが価値を見出して来院してくれる戦略をもつことが大切です．「○○先生の医院でやっている治療やサービスは，うちの医院では大変すぎてできないよ…」と思われればしめたものです．
　競争戦略をつくるときに大切なのは，**他と違う場所にいて，他にはない戦略をもつこと，そしてその戦略を多くの患者さんのコミュニティにアピールしていくこと**なのです．

　話をグリーンフィールド先生の研修会に戻しますが，グリーンフィールド先生が教えていたのは，それまで日本に紹介されていなかった非抜歯矯正治療の方法で，先生自身は98.5％の症例を非抜歯で矯正治療され，治療経過も素晴らしいものでした．ところが，その方法はグリーンフィールド先生独自のもので成書もなく，われわれ受講者がマスターするにはかなりの時間や努力を費やす必要がありました．
　しかし私にとっては，アメリカの矯正歯科専門医であるということに加え，この治療法を使えるというのは，患者さんにアピールする大きな戦略の

一つになったのです．

　考えてみれば，**私たちは多くの仲間に支えられていまを生きています．**私は歯科医という仕事を選び，多くの素敵な人たちとの出会いを得られたことに感謝していますし，本書をお読みいただいている方々にも，そのような仲間が現れることを願っています．

　いつどこでの出会いが，自分の人生を大きく変えるかは，後になってこそ語ることができますが，そういったことを期待していてもなかなか大きな出逢いに巡り合えるものではありません．

　大事なことは，誰に対しても，また何に対してもフェアであることと，正直であることではないかと思います．この2つを守っていれば共感し刺激し合える仲間ができたり，自分を成長させてくれるチャンスが巡ってくるのではないかと思います．

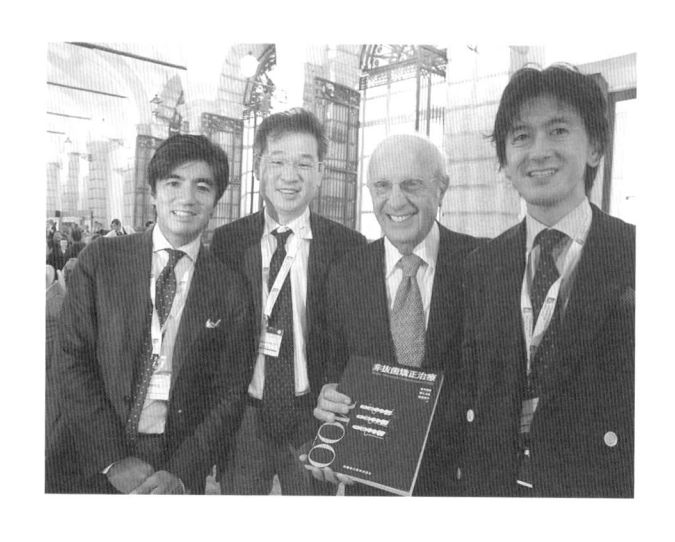

III-6 家賃250万円のマンションに仮住まい
2軒めのオフィスを開くことになったわけ

　新宿で矯正歯科と小児歯科専門のオフィスを構えてから，はじめて訪れたアメリカ人の患者さんがいました．彼女は都内のインターナショナルスクールに通うテキサス州出身の中学生で，オフィスの雰囲気を気に入って，広尾駅に近い港区南麻布の自宅からわざわざ電車に乗って40分ほどかけて通ってくれていました．

　いつも，彼女はお母さんと一緒に来院されていましたが，このお母さんはご主人の転勤で東京に引っ越すにあたって仕事を辞め，東京では専業主婦をされていました．私たち夫婦とは早々に意気投合し，ご自身が住むマンションで矯正治療が必要なお知り合いを次々と連れて来てくれるようになりました．このお母さんはエネルギッシュな方で，しばらくすると港区のアメリカンクラブという会員制の施設で婦人会の会長を務めたり，外国人コミュニティのボランティアなどをするようになりました．

　それまでは，紹介してくださる方の初診には道案内を兼ねて一緒に来てくださっていたのですが，イベントや会議などで忙しくなり，だんだんそれが難しくなってきました．それでも，いつも私たちのオフィスのことを応援してくれ，ご友人のアポイントが入ると「今日の夕方に初診の相談でアポイントをとっている友だちのことを頼んだわよ！」と，電話を入れてくれました．ところが，私たちのオフィスはJR新宿駅から少し離れた場所にあったので，**地図をみても場所がわからず**来院できない方が時折でてくるようになりました．

　ある夏の日，このアメリカ人のお母さんがお嬢さんの夏休み前のアポイントで来院されたとき，「あなたたち，夏休みはどこに行くの？」と聞いてきました．「僕たちは母に家を追い出されてエアコンも壊れている築50年の古家に住んでいるので，クーラーの効いている診療所で終電近くまで仕事を

81

して，夜は家に帰って寝るだけなんです」とわびしい夏の過ごし方を話したところ，「私たちは明日から3カ月，家を留守にするから，よければ私たちの家で過ごす？」と提案してくれました．あまりに素敵な話に驚いて，「えっ？ 広尾に3カ月住んでいいんですか？」と聞き返すと，「もちろんよ！」と二つ返事をいただいて，その夜さっそく，家内と家財道具のトランク2つを持って書かれた住所に出向きました．

　そのマンションは，メイドが住み込めるような部屋まで用意されたゴージャスな造りで，聞くところによると**1カ月の家賃が250万円**とか…．テラスに出ると目の前に東京タワーがみえる素晴らしいロケーションに，エアコンはセントラルシステムで24時間つけっぱなしということでした．家を貸してくれたアメリカ人のお母さんは，私たちに家の鍵を渡してテキサスへ出発するときに一言，「この夏休み中に，広尾駅の近くに診療所を開業できる場所を探しておきなさい．そうすれば，私はもっとあなたたちに患者さんを紹介してあげられるから！」と宿題を残し，出かけていきました．

　その夏，私たちは港区南麻布で高級マンション暮らしを楽しみながら，広尾駅周辺の不動産業者に毎日のように出かけ，新オフィスの物件探しをしました．結局，その3カ月の間には希望する立地や予算，広さの物件に巡り合うことはできませんでしたが，その後半年以上経って不動産業者から電話が入り，広尾駅から歩いて2，3分の場所にテナントがみつかり，新宿のオフィスを始めてから3年めに，2軒めのオフィスを開院することになったのです．

　私たちの場合，オフィスを大きくしたいという目標をもって2軒めを開くことになったのではなく，最初のオフィスにいらしている患者さんたちに**どうしたら喜んでもらえるか**，ということを突き詰めているうちに2軒めのオフィスをつくることになりました．

　矯正歯科の場合，通常のアポイントは4～8週間の間隔になるので，1～

2時間かけて通院してくださる患者さんも多い中，電車で40分程度しか離れていない場所に2軒めのオフィスをもつ意味はないと考える方もいるのではないかと思います．

　ではなぜ私たちは，そのような場所にわざわざ新たな借金までしてオフィスを開院するモチベーションをもてたのでしょうか？

　それは，自分たちの仕事に誇りがもてたからではないかと思います．
　自分たちの仕事に誇りをもつためには，以下の3つが重要なポイントです．

1. 自分を活かせる場がある
2. 自分自身で成長を感じられる
3. 自分だからこそできる仕事をもつ

　私の場合，「自分を活かせる場」というのは自身のオフィスになると思います．また，グリーンフィールド先生の研修会もそのような場でした．以前，年に3回ほど開催されていた研修会の通訳をしている頃，「賀久先生が通訳でなかったら，内容がわからなかったよ！」とか「素晴らしい通訳をありがとうございました」というコメントを参加者からいただいて，自分はこの場に必要とされている，もしくはこの場において社会に貢献しているという実感をもつことができました．他人から存在を認められることが，明日への活力につながったのではないかと思います．

　そして「自分自身で成長を感じられる」というのは，私の場合，オフィスの来院患者数が毎年増えていったことや，研修会などの場で自分が得意としているものを確認できたことから実感できました．

　仕事は生きもののように変化していきます．矯正歯科では，私が大学院を卒業した20年前には存在しなかった新しいブラケットやミニスクリューなどのツールが数多く開発され，市場に導入されています．また，近隣の歯科

医院の数が増えたり減ったりと変わる環境の中で，自分のポジションを常に見直していかなければいけません．そういった変化する環境の中で自分が成長し続けていることを実感できれば，次のことに向かっていく勇気や自信がついてくるのだと思います．

3つめの，「自分だからこそできる仕事」は，たまたま留学から帰国した際にボストン大学の先輩が講演で来日し，その通訳をさせてもらえたことが，そう思えた最初の体験でした．私は日本人でボストン大学矯正歯科を卒業した第一号だったこともあり，日本とボストン大学で教わった哲学や方法は，自分にしかできないことだと考えています．そういった考えは，新しいことにチャレンジする際に大きな勇気につながっています．

さらにオフィスが成功し繁栄するためには，まずそこで働く**スタッフ一人ひとりが仕事に対する誇りをもてる**ようにすることが最初の一歩です．自分の仕事に誇りをもてば，仕事の結果に対する責任感も生まれ，やがてそれがプロ意識へつながっていくと思います．

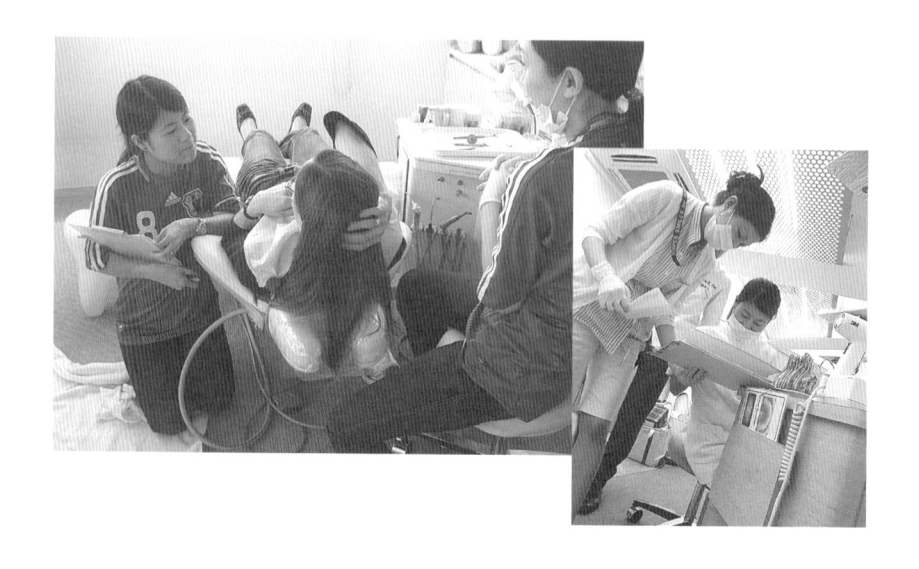

III-7 最低100坪のオフィス
自分の強みと顧客の価値を一致させる

1．なぜ，アメリカで多くの日本人を診ることができたのか？

　私はボストン大学大学院時代，多くの日本人の先輩から「アメリカ人と東洋人は骨格的にも違うから，留学してアメリカ人ばかり治療しても日本では役に立たないよ」とアドバイスされていました．そこで，なるべく多くの日本人患者さんを診るために，私はボストンでちょっとしたマーケティング活動をしました．

　ボストン大学では，大学で配当される患者さん以外に，自分で外部から患者さんを連れてくることも可能でした．そこで私が目をつけたのが，ボストン市内にある2軒の日本食材を扱うスーパーマーケットです．2軒ともボストン在住の日本人が多く利用していて，お店の中央の掲示板に moving sale（引越しで不要になるものを売ること）やお稽古事などの広告を無料で貼らせてくれていたのです．

　私は，「これだ*！*」とひらめき，さっそく**「矯正治療を希望する日本人求む*！*」**という貼り紙をつくり，私の電話番号を剥がして持ち帰ることができるようにして，2軒に貼り出しました．

　その効果もあって，私は多くの日本人患者さんを担当させていただき，Class Ⅲ症例やハイアングルで叢生といった日本人に多い不正咬合の治療を経験することができました．
　また同時に，私はクラスメイトの中でいちばん多く新患をスタートさせることができたのです．

2．なぜ，大きなオフィスが必要だったのか？

　ボストン大学大学院留学中は，英語力が不十分であったため，周りの人に助けてもらってばかりいました．講義は聞き取るスピードと書くスピードが追いつかずアメリカ人のクラスメイトにノートを借りたり，試験前はわからないところを教えてもらったり，レポートを提出するときはスペルや文章を手直ししてもらったりと，感謝しなければいけない友人がたくさんいます．

　その恩返しというわけではありませんが，日本で開業することになったとき，**今度は私自身が，外国から日本に来ている人たちのサポートをして役に立つ歯科医になりたい**と思いました．しかし，外国人の患者さんを対象にするには，新宿のオフィスは立地的によい場所ではありませんでした．

　そのためか，外国人の居住者が多い広尾で2軒めのオフィスを開業すると，徐々に新患が増え始め，間もなく20坪程度の小さなオフィスには，カルテや模型を置くスペースもなくなってきてしまいました．

　アメリカで見学した大学院の同期生や先輩のオフィス，またはアメリカで有名な矯正歯科のドクターのオフィスは，**最低でも100坪くらい**の広さがあり，そのゆったりした空間がとても印象に残っていました．広いオフィスには，患者さんにコンサルテーションを行う部屋，コミュニティの方々に対するセミナーをする場所，院内研修を行う部屋など，日本の一般的なオフィスではあまりみられない空間が用意されていました．

　そこで，手狭になったオフィスを新しくするのなら，外国から引っ越してきた患者さんが，自国と変わらない雰囲気で治療が受けられるようにしたいと思い，さらに日本人の患者さんたちともお互いに交流できる，常にオープンでフレンドリーな環境を提供しようと考えました．

　私のオフィスには，患者さんがご家族でおみえになることもよくあり，

オフィスはプライベートな空間を確保するというより，隣の方とお友だちになったり，何気なく会話がもてるように，オープンな空間にしていきたいと思っていました．

　そのようなオフィスをつくるには，最低100坪のスペースが必要でしたが，広尾でその大きさのテナントを借りようとすると，家賃が月に200万円くらいかかってしまいます．これを30年払い続けたら，保証金などを除いても7億2,000万円ほどになります．それならば，土地を購入し，自分のイメージで医院を建てたほうがよいのではないかと考えました．

　探し始めて約半年後，希望する広さや立地などをすべて満たした物件がみつかりました．銀行に再度融資の申し込みをしましたが，その頃にはすでに何度も銀行とやり取りを重ねていて，担当者ともすっかり顔なじみになっていました．4度めの融資の申し込みでしたが，それまで通り事業計画を提出し，融資課に各種書類を提出すると，返済期間15年で無事融資を受けられることになりました．

　こうして，私たちの広尾オフィスは100坪の広さをもつ，オープンでフレンドリーな雰囲気の，矯正歯科と小児歯科の専門医が常在するオフィスとなりました．広尾オフィスを拡張するにあたって，自分たちが何を提供して利用者に喜んでほしいと思っているのか，**オフィスで売っている価値は何か**，というものが少しずつ明確になってきました．

　歯科医院も，利益を出すことができなければ社会の中で存在し続けることができません．競合する他の歯科医院との間で，どのように自分たちのポジショニングを明確にしながら利益を出していくかを再考しました．

　前述した経営学者の楠木建氏によれば，利益創出の選択としては，次の3つがあります．

1. 競合よりも顧客が価値を認める製品やサービスを提供する
2. 競合よりも低価格で勝負する
3. ニッチ（すきまビジネス）に特化し無競争状態を維持する

　利益が生まれるのは，このどれかに軸足を置いた経営ができたときです．この3つのどれか1つに軸足が置かれるべきで，2つ以上に軸足を置こうとすると矛盾が発生し，経営がうまくいくことはありえないということです．

　読者のみなさんのオフィスは，この3つのどれに軸足を置いているでしょうか？

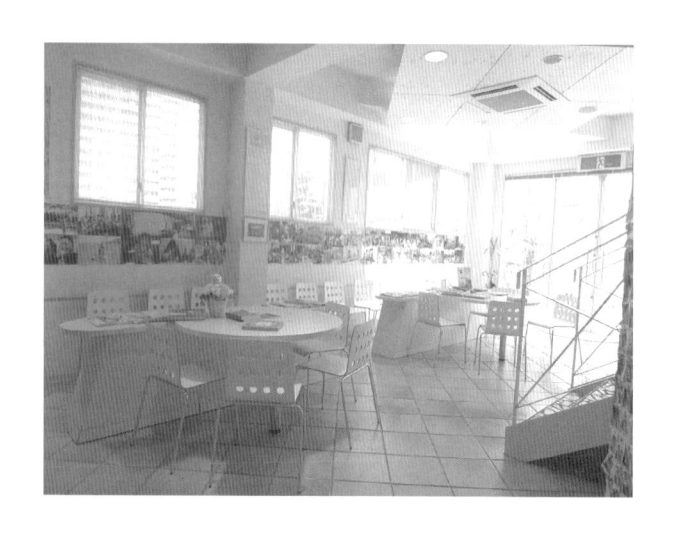

Ⅲ-8 巨大ネズミに足をかじられたら……
自分たちが幸せにしたい人は誰か？

　広尾オフィスは拡張しましたが，今度は新宿オフィスのほうが手狭になってきました．私たちは2カ所にオフィスを構えていたものの，同時にオープンしてはいませんでした．どちらかのオフィスで診療しているときには，もう1つは閉めていたのです．父が私の留学中に他界し，大学院を修了後すぐに父のオフィスがあった新宿の地で開業してから5年が経っていました．自分たちが目標としていた大きなオフィスも広尾に開院することができたので，**2つのオフィスを持ち続ける意味はないのではないか？** と考え始めていました．

　そこで，新宿オフィスに通院している患者さんたちに，「広尾オフィスが広いスペースに引っ越し，いままでよりお約束が取りやすくなりました．1つの選択肢として，今後，新宿オフィスを閉院し広尾オフィスにまとめていくことも検討しています．そうなった場合，通院が困難になる方がいらしたら，申し出ていただけますでしょうか？」というアンケートを行いました．すると，多くの患者さんが「広尾は通いにくい」というご意見でした．

　その当時，患者さん全体の約半数が新宿オフィスに通院されていたので，その患者さんたちの意向を無視するわけにはいきません．一見，非常に無駄なお金を使っているように思われるかもしれませんが，私たちの原点は，**「必要としてくれる人たちのために役に立つことをする」** ことですので，結局，そのまま2つのオフィスを同時に経営し続けました．

　しかし，それからさらに3年ほど経つと，新宿オフィスにはさすがに物を置くスペースもなくなり，十分に患者さんの予約を入れることも難しく

なってきました．そこで，より広いスペースに移転することを決意しました．

　新宿の歌舞伎町では子どもを1人で通わせるのは心配といった意見もあり，その点にも配慮して移転先を探す必要がありました．広尾オフィスと同じ100坪程度のスペースで，新宿駅から徒歩5分以内の子どもが安心して通える場所でありながら，リーズナブルな家賃のテナントを探すのは相当難航しました．結局，何カ月探しても，私たちの求める条件をすべて満たすようなテナントを新宿でみつけることはできないと判断しました．そこで，新宿から電車で15分程度の場所まで検討範囲を広げることにしました．

　ところで，先に述べたように，私たちは母の家を出てから叔母の家にトランク2つで居候していたのですが，その家はかなりの古家でした．
　ある日のこと，私たちは忙しいオフィスでの仕事を終え，クタクタになって家に辿り着き，ぐったりと椅子に座ってテレビでニュースをみていました．すると，何かが私の足をツンツンとつついているのを感じたのです．足もとを覗き込んでみると，全長30 cmくらいの**巨大なネズミ**が私の右足の親指を噛んでいるではありませんか！
　「ギャーー！」
　私は普段あまり感情を大げさに表現するタイプの人間ではないのですが，虫や動物は大の苦手．とっさに足を椅子の座面まで持ち上げ，お尻を背もたれの上部に移して床から離れました．隣にいた家内も，私の大声とあまりにも不自然な動作からネズミに気づき，「キャーー」と叫びました．さすがに，私たちはこんな家に住み続けることはできないと思い始めました．

　新宿オフィスの移転を考えていたのはちょうどその頃のことで，新宿から電車で15分圏内に100坪のテナントを探すために，古家を売却して，住宅兼医院の土地を購入し，広尾と同じように建物から自分たちの考えを反映したオフィスをつくることにしました．

ここでも，私たちを必要としてくれている人は誰で，どこがその人たちにとってよい場所かと考えた結果，「私たちの受けた教育や医院のコンセプトに価値を感じてくれている人たちが住む場所」ではないかと思い，新宿オフィスに通っていた患者さんが多く住んでいた代々木上原に開院することにしました．

　そこであらためて，私たちのオフィスでは何を提供して患者さんたちに喜んでほしいと思っているのか，オフィスで提供している価値は何か，ということをより深く考えました．

　すでにオープンな雰囲気をもつ広尾オフィスがあったので，新しくつくるオフィスではプライバシーを重視した個室を設け，他の患者さんとあまり顔を合わせずに済むような雰囲気にしたほうが，より広い人たちから支持されるのではないかという考え方もありました．しかし，自分たちが患者さんに提供したいものを考えたとき，ぶれることなく広尾オフィスと同じようなコンセプトのもとに設計を進めることにしました．

誰にでも好かれたいと思えば，結局誰からも好かれないということと同じで，自分たちが幸せにしたい人は誰か，を考えたのです．

　矯正歯科と小児歯科専門のオフィスでは，やはり主役は子どもたちであり，子どもたちとその家族の役に立ちたい，喜ばせたい，という切実な思いがありました．その思いを自分たちでオフィスのデザインやコンセプトに反映させたからこそ，そこに引きつけられた患者さんが来院してくださったのではないかと思います．その結果，気づいてみれば，かつて以上に私たちは，患者さんたちと共通の価値観を分かち合えるようになっていったのです．

（賀久　浩生）

IV

学校では習わないオフィスづくり 2

チームワークが
すべて

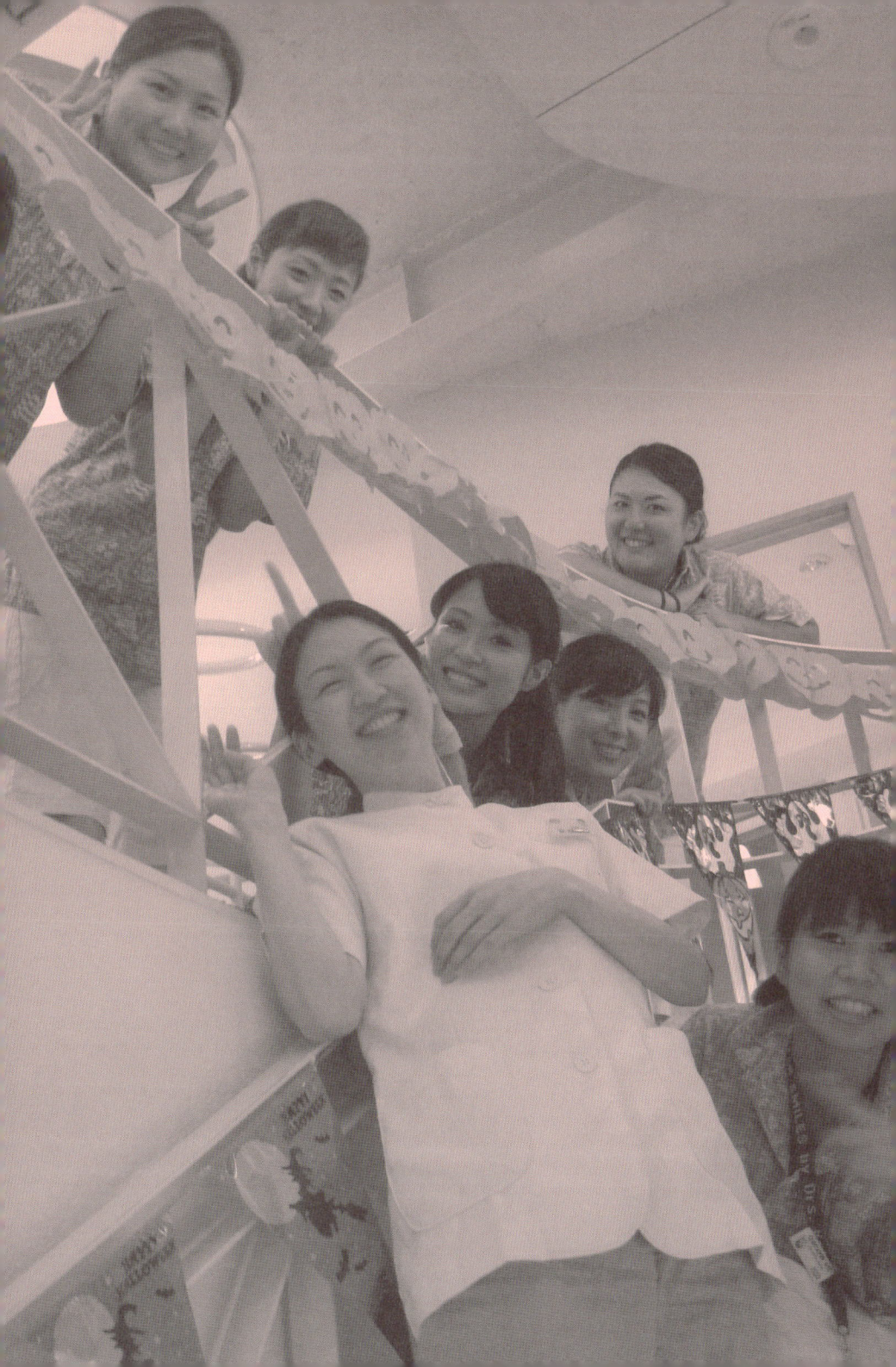

IV-1 チームがなければ私も引退
チーム力がオフィスの成功を決める

　Ⅲ章では，自分のオフィスが業界内のどこにポジションをとるか，どのような患者さんに向けて，どういった診療を行っていきたいのか，そのコアとなるコンセプトをはっきりさせることが重要と述べました．

　ここでは，オフィスの目指す方向を一緒に歩んでくれるスタッフを含めた「チーム」づくりについて，私が考えてきたこと，実践していることをご紹介したいと思います．

　以前，AAO（アメリカ矯正歯科医会）のセミナーで，「TEAM」について興味深い話を聴いたことがあります．

　TEAM は，チーム，仕事仲間という意味にとどまらず，それぞれを頭文字とする4つの単語，

Together
Everyone
Accomplish
More

という言葉からなるというのです．4つの単語は，みんなで力を合わせて協力すれば，より大きなことができるということを意味します．

　ドクターがどんなに優れた技術をもっていても，患者さんにそれを提供できる環境が院内に整っていなければ，技術を活かすことはできません．環境を整えてドクターと協力し合えるスタッフの存在は非常に大きく，そのチームとしてのまとまりが，患者さんに満足していただける治療の提供につながるのです．

AAOでは，学術的な講演のみならず，オフィスマネジメントに関するさまざまな演題が，毎回用意されています．たとえば，アメリカで成功しているオフィスでチームスピリットをどう育んできたかを紹介するような講演が数多くあり，自分のオフィスにどう反映させたらよいかを考えさせられます．

　そして，それらを聞いて思うのは，日本の歯科医院とアメリカの歯科医院とでは，チーム力に大きな違いがあるのではないかということです．

　私がボストン大学の大学院を修了するにあたり，10軒の開業医のオフィスを見学しレポートするという課題がありました．見学を通じて強く感じたことは，臨床が優れているドクターのオフィスはどこも，院内で働くスタッフもプロフェッショナルで素晴らしいということです．

　ドクターの中には，**「スタッフがいないと私は仕事ができないんだよ！　スタッフが引退するといったら私も引退するよ！」**という方もいたくらいで，プロフェッショナルなドクターとスタッフが一丸となったチームの強さを実感しました．

　ではまず，われわれの医院でのスタッフ採用について話をしていきます．

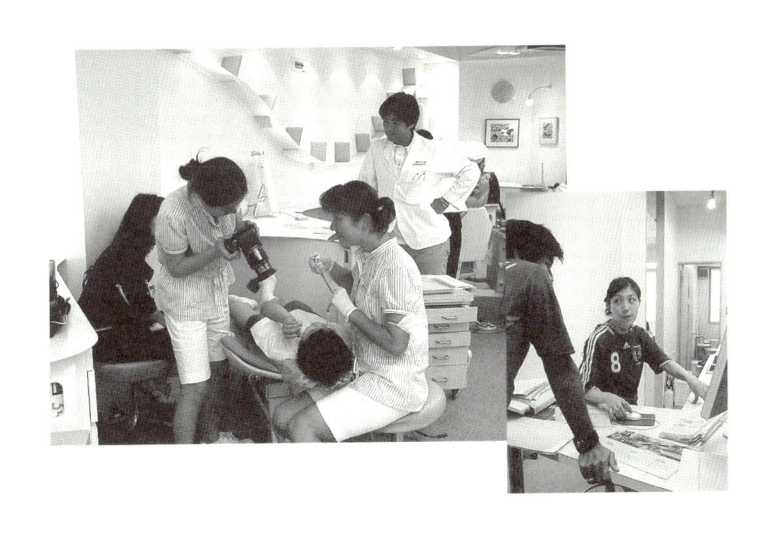

IV-2 最初のスタッフは女子高生 ?!
スタッフ採用にあたって大切にしていること

　矯正歯科医院専門の経営コンサルタント，シャーリーン・ホワイト氏は，「You never have a second chance to make a good first impression（よい第一印象を与えるチャンスは一度しかない）」といっています．

　では，患者さんにオフィスの第一印象を与えるのは誰でしょうか？
　最近ではメールによる問い合わせも増えているでしょうが，はじめていくオフィスに，まずは電話で問い合わせるという患者さんはまだまだ多いと思います．したがって，オフィスの第一印象は，スタッフの電話応対で決まるといっても過言ではありません．
　そのチャンスに，電話応対に不慣れな院長が「はい，○○歯科医院」と電話に出たら，患者さんはどう思うでしょうか？　きっと，よほど流行っていない，患者さんの少ない医院だと不安に思うことでしょう．

　ところが，私たち夫婦が開業して最初の半年は，経営的にスタッフを雇う余裕がなく，電話が鳴ったら，そのとき手の空いているほうが電話に出るという状況でした．
　そんなある日，私たちがそれぞれの診療で手が離せず，電話が鳴っているのに受話器を取れないということがありました．すると，待合室にいた気のきく女子高生の患者さんが，**「先生，代わりに電話をとりましょうか？」**と申し出てくれたのです．その絶妙なタイミングの救世主に，家内が，「ありがとう！　すぐに代わるから，用件だけ聞いてくれる？」と伝えると，「わかった！」といってその患者さんは電話に出てくれました．
　そしてその患者さんが，「明日は日曜日だから，また手伝いに来るね！」といってくれたのをきっかけに，パートタイムで来てくれることとなり，私たちのオフィスのスタッフ第1号になってくれたのです．

実は，このスタッフ第1号の女子高生は，ボストンで私が治療した患者さんの親戚で，私たちのオフィスを訪れる前からすでに，私たちの経歴や治療の様子，性格や趣味にいたるまでいろいろと聞いて知っていたのです．そのため，**スタッフになる前からオフィスのことを深く理解し**，オフィスを訪れる人たちに，私たちに代わってオフィスのことを話してくれていました．彼女が紹介してくれた患者さんはたくさんいますし，オフィスを辞めて，結婚したいまでも，子どもを連れて家族みんなでオフィスに来てくれ，オフィスのよき理解者です．

　彼女の他にも，私たちのオフィスには，元患者さんというスタッフがたくさんいます．そういうスタッフは，自分の治療経験を患者さんに話すことができますし，何よりオフィスのことが好きで，マニュアル的な言動やアドバイスではなく，みずからの意志で，オフィスのコンセプトに合った行動をとることができます．それは，患者さんに私たちのオフィスを理解していただくにあたって，大きな武器となります．

　一方で，私たちのオフィスの患者さんでなかった人をスタッフとして雇う場合も，まずはオフィスについて深く理解し，オフィスを好きになってもらい，そのうえでオフィスのコンセプトや哲学を知ってもらうことが重要だと考えています．作業内容を覚えるだけでは，私たちが「コア」と考えるサービスを患者さんに十分に提供することは難しいと思うからです．

　では，私たちのオフィスでどのように新しいスタッフを採用しているかをお話ししましょう．

　みなさんは，スタッフを採用するとき，どのように面接していますか？何を採用の決め手としていますか？
　たとえば，とても感じがよく，どんな質問にも「YES」と答える人と，ちょっとぶっきらぼうで言葉遣いも決してよくないけれど，仕事や医院のこ

とについて鋭い質問をぶつけてくる人のどちらを採用しますか？

　応募者が自分のオフィスに合った人材なのかをみきわめるには，直感や見た目，短時間の面接だけでは難しいと思います．新しくチームの一員として迎えるのですから，時間をかけて検討し，自分たちと同じ方向に向かって一緒に仕事をしていくことができる人を選ぶ必要があります．

　私たちは最初の頃，電話で簡単なインタビューをして，そのときの印象で何人か選んでから面接をしたり，いくつかの質問をした後，性格判断のテストを受けてもらったりと，さまざまな試みをしていました．そのような試行錯誤を経て，いまでは一次試験として，スタッフによる面接と筆記試験を実施しています．このとき，院長の私は応募者と面接しませんが，スタッフは全員が応募者に会い，意見を出し合います．採用後，トレーナーとなるスタッフの意見が大切と考えているからです．**一次試験でスタッフが一人でも「NO」を出したら，その応募者は採用しません．**

　スタッフによる面接のポイントは，以下の4つです．
　1．私たちのオフィスのポリシー（基本的な心構え）を理解してもらう
　2．仕事に対する「本気度」を伝える
　3．応募者が私たちの目標と向き合えるかどうか確認する
　4．応募者の目標と私たちの考えが一致するかどうか確認する

　スタッフに面接を行ってもらうと，日頃はみられないスタッフの一面をみることができます．また採用後も，「みずから選んだ人だから」という意識から，スタッフが責任をもってトレーニングしてくれるので，スタッフに採用にかかわってもらうのは「チーム」づくりの点で非常に効果的だと考えています．

IV-3 「少しのがんばり」を がんばってもらう
最強チームをつくるスタッフ教育とは？

　では次に，採用したスタッフが「チームの一員」として育つには，どのようなことが必要か，われわれのオフィスの話をしましょう．

1．オフィスのコンセプトを理解し，愛着をもってもらう

　どんな職種でも同じですが，まずは「プロフェッショナルとしての自覚」をもってもらうことが第一歩です．プロフェッショナルとは，自分の仕事に誇りをもち，仕事の結果に対して責任をとれる人です．チームのメンバー一人ひとりがプロフェッショナルとしての意識を高くもてば，仕事に対して前向きに取り組め，他のチームのメンバーや患者さんからの信頼も増します．

　治療に関する技術的なトレーニングはもちろん行いますが，加えてオフィスのチームの一員として，どのような意識をもって何をすべきか，大切な心得についてもしっかり伝えていきます．

　まず，新しいスタッフの研修期間の最初に，オフィスの歴史やオフィスのポリシー（基本的な心構え）について伝えますが，実際の仕事を始めてからのほうが具体的なイメージをもって理解・納得できることもあるので，さまざまな研修やイベントなどの際にも随時，繰り返し伝えるようにしています．
　そのようにして，**オフィスのコンセプトを理解し，愛着をもってはじめて，新しいスタッフもオフィス内で患者さんや他のチームメンバーに対し，迷いなく行動ができるようになります．**

2．スタッフの「やる気」を呼び起こす

　オフィスのコンセプトに沿った行動ができていないスタッフがいると，

せっかく患者さんに満足していただけるように考え抜いたコンセプトが伝わらず，オフィスのイメージや雰囲気が壊れてしまうこともあります．

期待通りの仕事ができていないスタッフに対しては，「仕事ができない」と決めつけるのではなく，**「できる仕事を与える」**という考えで業務の分担を考えたり，やる気がないようにみえるスタッフについても，「やる気がない」と考えずに，**「やる気を起こさせる」にはどうするか**，というポジティブな発想で接することが重要です．

私たち経営者は，スタッフの「気持ちを変える」ことはできませんが，「導く」ことはできます．スタッフ自身が毎日少しでも成長していると実感できれば，日々の仕事に対する気持ちは必ず変わってくるものです．

スタッフのためには，簡単にこなせる仕事ばかりでなく，**「少しのがんばりが必要な仕事」**を任せるのがよいでしょう．緊張感やプレッシャーを少し感じるくらいでなければ，仕事を通じた達成感を得ることはできないからです．そのためには，スタッフが新しいことにチャレンジする環境づくりが必要になることもあります．

そして，スタッフが一つのチャレンジを終えた後には，必ずそのがんばりを讃え，反省すべき点，改善すべき点をともに考え，次回につなげることが大切です．スタッフに実感が残っているうちに，チームの全員で気づいたことを話し，問題点を解決しておきます．

2005年にベストセラーとなった『ビリーズブートキャンプ』をご記憶でしょうか？　映像をみながら7日間運動することで減量を達成する短期集中型のエクササイズプログラムですが，このプログラムは，教える：5割，ほめる：4割，叱る：1割という構成になっています．

それまでの減量プログラムは，いかに楽をして痩せるかというコンセプト

が多かったのですが，ビリーのプログラムは肉体的にかなりきついのに，多くの人が楽しみながら続けているのです．それは，きついけれどほめてくれる，がんばりを認めてくれるところに魅力があるからといわれています．

人は誰でもほめられたいという願望があり，ほめられるとやる気が出ます．スタッフを上手に育てるコツも，教えたり注意したりするだけでなく，ほめるところにあります．**ほめられながら努力し，何かを成し遂げたら，次のチャレンジをためらわなくなります．**
　また，誰かが新しいことに挑戦してそれを成し遂げたとき，その勇気が周りの人たちの気持ちを動かすこともあります．一つの挑戦が，別の多くの挑戦を生み出すのです．
　「できるかな」という気持ちが感動をつくり出し，その感動はいつまでも心に残ります．それがチーム全体のものならば，共感となり，また新たなチームパワーを生み出し，チーム全体の成長につながっていくでしょう．

＜エピソード1＞
　私たちのオフィスのイベントの一つに，依頼された学校に出向き，「歯」に関するレクチャーを行う「スクールセミナー（図1）」があります．トピックは，歯ブラシやフロスの使い方から歯によい食べもの，噛み合わせ，不正咬合，唾液，矯正装置などで，時には実習も含め学年に応じた内容を組み立てます．

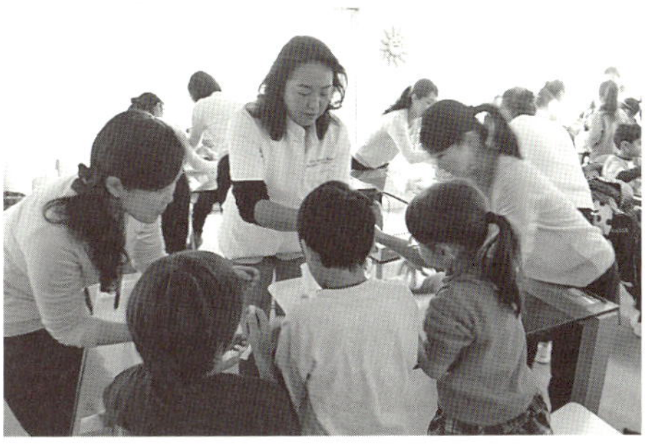

図1　スクールセミナー

スクールセミナーを始めたきっかけは，インターナショナルスクールに勤める先生のお子さんを治療した際に，「子どもたちの歯の健康についてレクチャーしてほしい」とリクエストをいただいたことでした．
　前述したように，私たちのオフィスには「ポジティブで楽しい経験を提供する」というコンセプトがあり，これに則ってオフィス外の活動も行うようになり，いまではチーム一丸となって取り組めるイベントとなっています．

　インターナショナルスクールの場合，英語でのレクチャーになりますが，オフィスのスタッフのほとんどは英語が話せません．ですが，英語ができるスタッフにセミナーを任せるのではなく，英語が苦手なスタッフにもチャレンジしてもらっています．

　突然，「今度の英語のセミナー担当してくださいね！」といわれたらどうしますか？「自分には無理」「大変そう」と，尻込みする人も多いでしょう．でも，そこでチャレンジし成功したら，大きな自信につながるはずです．

　セミナーを担当するスタッフは，英語でのいい回しや発音のチェックなど，診療の合間や診療後に，時間と労力を割いてトレーニングを行い，本番に備えます．そして，オフィスの代表として英語でセミナーをやり遂げたスタッフは，ひとまわり成長し，達成感と幸福感を手にします．

　私たちのオフィスでは，そういった**チャレンジ後の幸福感**をスタッフみんなが知っています．苦労や喜びをみんなで分かち合えるからこそ，こうした経験を通じ，チームの全員がより深くオフィスのコンセプトを理解し，積極的に行動していくことができるのだと思っています．

IV-4 自分とは違う考えの人がいる
チームが最大限のパワーを発揮するために

1．オフィスのコンセプトに基づき迷いなく行動する

　オフィスのコンセプトは，ドクターが目指す診療形態や立地，患者層などによって決められていると思いますが，それがはっきりしていればいるほど，患者さんの心に残りやすく，オフィスのコンセプトを気に入って来院してくださる方が増えていきます．また，オフィスの外観や内装だけでなく，オフィスで働くチームにそのコンセプトが浸透し，一人ひとりがそれを意識した行動をとることも重要です．

　私たちのオフィスのコンセプトは，健康増進を目標とする患者さんのQuality of Life を豊かにするお手伝いをすることです．また，オフィスは矯正歯科と小児歯科を専門としているため，オープンでフレンドリーな雰囲気を心がけ，患者さんが楽しんで治療を受け，治療終了時には自分に自信がもてるようになっていただくことも目指しています．

　患者さんに治療の説明をするとき，電話をかけるとき，お出迎えをするとき，そういった**日常の業務のあらゆる場面**において，私たちはオフィスのコンセプトに基づいて行動を起こします．
　私たちのオフィスにおいては，それは患者さんにハッピーな時間を過ごしていただくということであり，日常の業務がそのコンセプトの「どこに」結びつくのかを理解して行動することが重要です．また，そういった意識をチームのみんなが共有する必要があります．

　たとえば，予約の時間に来院されていない患者さんに連絡をとるとき，私たちのオフィスでは，「お約束をお忘れですか？」ではなくて，「お時間にいらしていないので，心配しております」というようにお話しします．私たち

は時間通りに来ない患者さんを咎めたいのではなく，来院していただきたいのですから，そのような意識でチームの全員が対応します．

状況の変化などで，自分たちのコンセプトに違和感や迷いを覚えたり，仕事がうまくいかないときなどは，チーム全員でミーティングを行い，早めに答えをみつけ出すことが大切です．

臨機応変に軌道修正し，確認し合って**失敗を恐れない環境**をつくっておくことで，常に迷いなくオフィスのコンセプトに沿って行動することが可能になります．

2．スタッフに権限をもたせる

チームの全員がオフィスのコンセプトを理解し，それに沿って何が必要かを考えて行動できるようになれば，スタッフに安心して権限をもたせることも可能です．

私たちのオフィスでは，患者さんにお渡しする説明書やカードなどの作製を，すべてスタッフに任せています．時間や手間はかかりますが，オフィスのコンセプトを理解したスタッフたちが相談し合いながらつくってくれるので，オフィスのイメージに合ったデザインで，必要なことを患者さんたちに無駄なく伝えることができます．

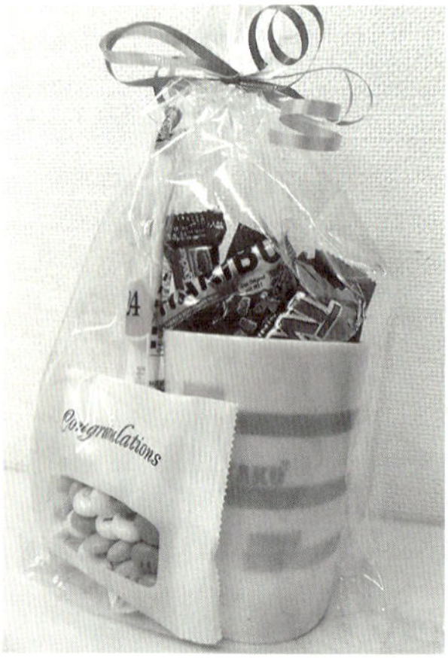

また，矯正治療が終了し装置を外す日には，お祝いの気持ちを込めて，「No No Bag（図 2）」と呼んでいるプレゼントを患者さんにお渡ししているのですが，その準備もスタッフに任せています．袋の中身は，ネバネバしたチョコレート菓子やグミなど，矯正装置がついているときには御法度だった，ダメ，ダメ，ダメ（No No）といわれていたお菓子や

図 2 「No No Bag」

オフィスのロゴ入り歯ブラシをオリジナルのマグカップに入れたものです．
　矯正装置が外れるという特別な日をさらに喜んでもらうために，その患者さんの好みの色を選んだり，患者さんの治療中のエピソードを交えながらメッセージカードを書いたり，時間をかけて準備をしてくれています．

　私たちのコンセプトの一つは，**「私たちの提供する"商品"はブラケットやワイヤーなどの装置ではなく，ポジティブで楽しい経験である」**というものですが，このコンセプトがスタッフから患者さんに，しっかり伝わっていると思います．

＜エピソード２＞
　私たちのオフィスに，外国人の3人兄妹とそのお母様が来院してくださっていました．
　ある日，都内のインターナショナルハイスクールに通う末の娘さんから，何かの招待状らしき立派な封筒がオフィスへ届きました．

　私たち夫婦はあいにく海外出張中でしたが，封筒の立派さにただならぬ雰囲気を察したスタッフから，開封の許可を問うメールが届きました．内容を確認してもらったところ，欧米の学校では卒業式に家族や親しい友人を招待する習慣があり，私たち夫婦を招待したいとのことでした（**図3**）．
　出席したいのはやまやまでしたが，残念ながら卒業式の日も海外出張の予定が入っており，欠席の返事をせざるをえませんでした．そこでスタッフたちは院長不在の中，全員で相談し，すぐさま素晴らしい対応をしてくれました．

　招待状を送ってくれたことに対する感謝の気持ちと，卒業のお祝いをどのように伝えるか意見を取りまとめ，プレゼントと直筆の寄せ書きを送ってくれたのです．
　私の指示を待つまでもなくここまでの対応をしてくれたスタッフは，まさ

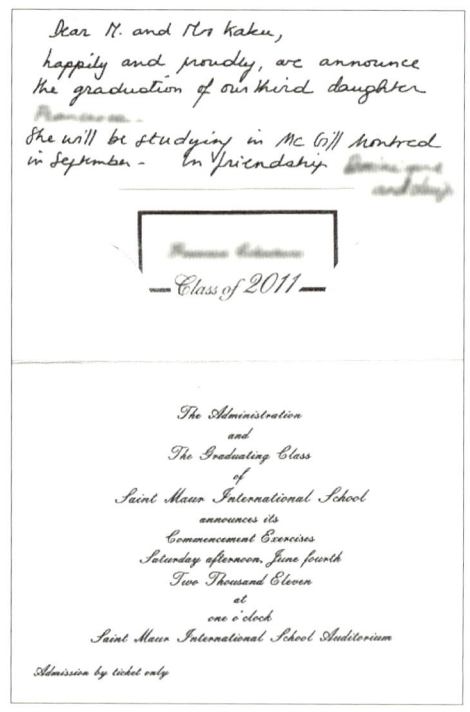

図3　インターナショナルハイスクールに通う患者さんから送られた卒業式への招待状

にオフィスのコンセプトに沿って，迷いなく行動してくれたといえるでしょう．

　後日，患者さんから届いたカードには，とてもうれしいお礼の言葉が書かれていました（図4）．

　このような感謝の手紙を患者さんからいただくと，あらためて自分たちのコンセプトが患者さんに受け入れられていたことを実感します．そして，スタッフたちも，このような経験を通じてよりいっそう自分の判断に自信をもって行動してくれるようになります．

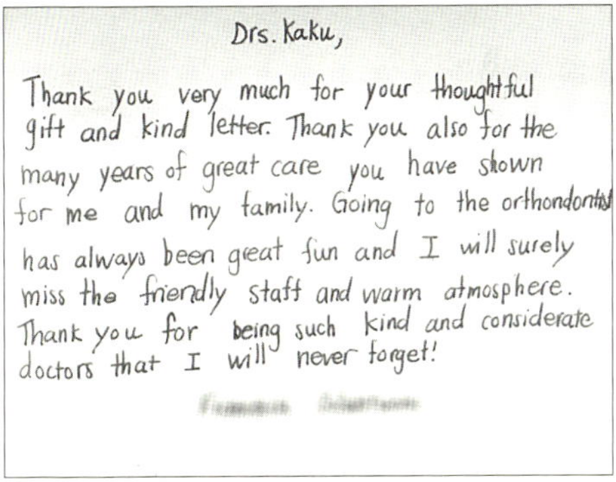
Drs. Kaku,

Thank you very much for your thoughtful gift and kind letter. Thank you also for the many years of great care you have shown for me and my family. Going to the orthondontist has always been great fun and I will surely miss the friendly staff and warm atmosphere. Thank you for being such kind and considerate doctors that I will never forget!

図 4　患者さんから届いたお礼のカード

「心温まるギフトと手紙をありがとうございます．
　そして，何年にもわたり，私と私の家族に素晴らしいケアをしてくれてありがとうございました．
　治療に通うのがいつもとても楽しかったから，もう通えないと思うと，フレンドリーなスタッフとオフィスの温かい雰囲気が恋しくなります．
　親切で思いやりのあるドクターたちに出会えたことを，私は決して忘れることはありません．ありがとうございました」

3．チームのメンバー同士がお互いを理解する

オフィスにおいては，チームの全員が同じ目標に向かい一丸となって仕事にあたることが理想ですが，チームのメンバーの性格も当然ながらそれぞれ違いますし，メンバー間で異なる意見が出ることもあるでしょう．

そのようなことが原因でチーム内に長期間の衝突や仲違いが生じると，チームは弱体化し，日常の診療にも影響を及ぼしかねません．

そのようなことを避けるためには，**「自分とは違う考えをもっている人がいる」**ということを，チームの各自が理解し，相手の考えを尊重することが重要です．

AAO のオフィスマネジメントに関する講演の中で，もっとも私の印象に残っているのは，「チームのメンバーがメンバー同士を理解する」というテーマの講演です．

その講演で述べられていたのは，
1. まず相手を理解して，その後に自分を理解してもらおうとする．
2. 自分とは違う考えをもっている人がいて当たり前と理解する．
3. メンバー同士が，お互いを理解できてはじめてチームがプラス志向で一丸となることができる．

ということでした．

　たとえば，意見の食い違いが起こったとしても，それを相手の反抗や反発と思わず，他人の意見を批評したり自分の考えを主張したりする前に，まず相手を理解しようとすることが重要です．
　理解しようとする誠実な気持ち，違いを認めるという信頼関係があれば，さまざまな意見をありのままに出し合い，満足できる解決策をみつけるまで話し合いを続けることによって，妥協を越えた素晴らしいアイデアが生まれる可能性が高まります．そうなれば，オフィスの人間関係も悪くなりませんし，かえってチームの絆もより深まるでしょう．

4．顧客の声を知る

　オフィスのコンセプトをしっかり打ち立て，それに基づいてチームが行動していても，それが患者さんからどのようにみえているのかを客観的に評価してもらうことが時には必要です．
　自分たちの目標やコンセプトをチーム内で再確認したり，より適切なものに修正していくために，患者さんからのフィードバックは不可欠です．

　私たちのオフィスでは，アンケート（図5）を通じて，患者さんの本音を知るように努めています．
　「スタッフの仲がよい」，「楽しそう」，「みんなとても前向き」などの評価からは，ポジティブで楽しい経験を患者さんにしていただきたいというオ

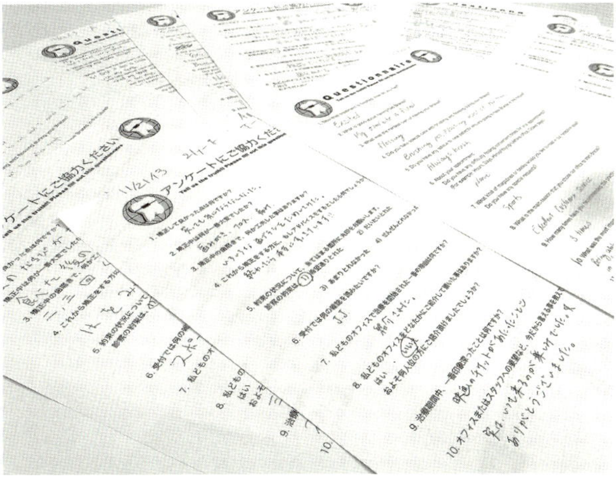

図 5 患者さんからの貴重な意見が書かれているアンケート

フィスのコンセプトが伝わっていることが実感できますし，一方で，予約の取りにくさや，矯正治療中に大変だったことなど，批判的な意見をいただくこともあります．

これら患者さんの生の声はスタッフ全員で共有し，批判的な意見に対しては，自分たちに足りないことがみえ，改善のチャンスをいただいたと，ありがたく受け止めるようにしています．そしてすぐに改善策を考え，それを実行に移します．

このようにして，スタッフ一人ひとりの力，チームとしての力，さらにはオフィス全体のパワーアップを常に心がけていれば，患者さんに**「オフィスに来て治療を受けるのが楽しみ」**といっていただけるようになるのではないでしょうか．

Ⅳ-5 オフィス内ではいつも笑顔
チームの連帯感をキープする秘訣とは？

同じことをずっと続けていて煮詰まったとき，どうしますか？

日々の診療に追われていると，スタッフも次第に「毎日同じことばかり」という気持ちになり，チーム内にイライラ，ピリピリした雰囲気が芽生えてきます．

そのようなときには，チーム全体での気分転換が必要です．心に余裕を取り戻し，気持ちを新たに仕事に取り組めれば，チーム力も上がっていきます．

私たちのオフィスでは，チーム力アップや気分転換を兼ねて，さまざまなイベントを行っています．どんなイベントも，スタッフ，ドクターが一緒になって真剣に取り組みます．

誕生日を迎えるスタッフにはバースデーカードやケーキを選んでみんなでお祝いし，クリスマスパーティではスタッフ一人ひとりが1年の目標を振り返って結果発表を行い，お互い仕事上のチャレンジに感謝しあいます．

時には，オフィスと違うシーンでチームのみんなと過ごすことも必要と考えています．夏にはボウリング大会を行い，AAOには毎年オフィスの全員で参加しています．日常を離れ，さまざまな経験を共有することにより，お互いの距離感が縮まります．

仕事をしながら眉間にシワが寄らないよう気をつけて笑顔をつくるのではなく，自然と笑顔でいられるように，精神的にもバランスよく過ごしてもらうことが目的です．

オフィスの中でスタッフが心も身体も常に元気でいられれば，小さな問題はささいなこととして対処できますが，**心身ともに疲れていたり**

余裕がない状態であれば，小さなことも大きな問題となってしまいます．

　ストレスのない職場環境は，チームでつくり出せるものです．チームの全員がよい環境をつくり出すために心を開き，話し合い，行動を起こすことが必要です．

　気分転換には，いつも聞いている音楽を変えてみたり，イベントを企画して楽しんでみるのもよいでしょう．

　メンバーがいつも笑顔でいられるように一人ひとりが意識できたとき，想像以上の素晴らしいチームパフォーマンスが生まれると思います．

　私たちのオフィスでは，**新しいスタッフが入るとき，そのスタッフが入る前と同じチームのままにしておこうとは思っていません．**なぜなら，新しく入るスタッフは，退職したスタッフとは性格もキャリアも違うからです．

　新しいことに積極的なスタッフもいれば慎重なスタッフもいますし，何ごとにもいち早く楽しみを見出すことが得意なスタッフもいれば，オフィスのみんなが仕事を楽しんでいるかどうか気配りをしてくれるスタッフもいます．ですから，チームを常に同じ状態にとどめておこうとするのではなく，のびのびとした環境の中で個々の力を発揮してもらおうと考えています．

　個性豊かなスタッフが揃っているため，ときどき「うちのオフィスは動物園か!?」と思うほどですが，それぞれの個性を尊重してさらなる魅力を引き出していきたいと考えています．

　オフィスで働くチームメンバーの力を引き出し，患者さんに喜んでもらえるよう貢献ができれば，オフィスの繁栄のみならず，地域社会からも感謝される状況をつくり出すことがきっとできると思います．

（賀久　浩生）

V 世界に負けない日本ならではのクオリティを

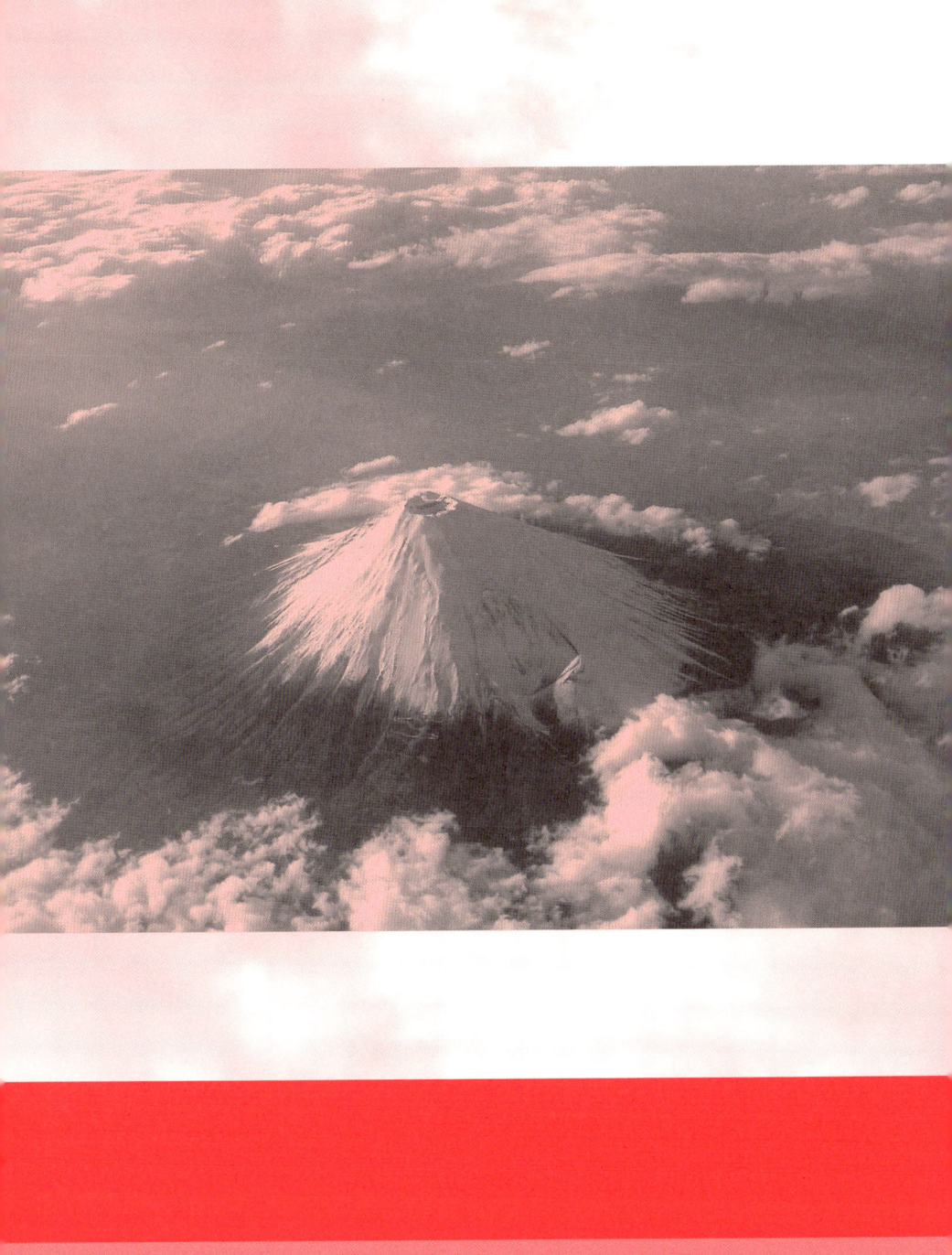

V-1 腕のよいドクターの限界
「機能的で審美的な咬合」をつくるのは最初のステップにすぎない(レベル1)

　歯科のプロフェッショナルとして,「クオリティの高い仕事」とはどういう仕事でしょうか?

　まず,サステイナブルな歯科治療の中で,「機能的で審美的な咬合」をつくることは最初のステップ,レベル1だと私たちは考えています.
　難症例を機能的・審美的に治す.このような治療はドクターのスキルを高めれば達成できると考えられがちですが,そう単純な話ではありません.

　ここでは,より理解しやすくするために,「腕のよいドクター」と,そんなドクターにぴったりの「難症例の患者さん」の特徴について,歯科のスキルとは別の視点で考えてみたいと思います.

　口腔内に多くの問題を抱えた「難症例の患者さん」がいるとします.そのような患者さんの治療を成功させるためには,当然,「腕のよいドクター」が必要です.
　ところで,そのような難症例を治せる「腕のよいドクター」には,どのような特徴があるでしょうか?

　広く深く歯科の知識があり,技術も確かな「腕のよいドクター」は,自分の治療技術に自信とこだわりをもっています.特に自分の専門分野では,国内外のセミナーや学会で発表したり,スタディクラブなどで情報交換をしたりして常に最新の情報と技術を採り入れ,文献を読むなど,研鑽を怠りません.使う器材や設備も,最新のものをそろえています.
　いわゆる**「頑固なオタク職人」**,そのようなドクターが「腕のよいドクター」です.

では，そのような「腕のよいドクター」が実力を発揮できる対象としての「難症例の患者さん」の特徴について考えてみましょう．

難症例の患者さんですから，口腔内が非常に悪い状態です．そのような口腔内になるまで放っておいたということは，歯科に関する**「知識が乏しく」**，セルフケアなども怠ってきた**「面倒くさがり」**であると想像がつきます．

そしてこのような難症例を治療しようとすると，齲蝕治療はもちろん，矯正治療や歯周治療を経て最終補綴となり，数十万円から数百万円の治療費と，数カ月から数年に及ぶ治療期間がかかります．

そういった治療を受けようとするのは，自分に最適な治療だと価値を見出せば，それなりの資金と時間を自分に投資できる人です．そのような人は，いわゆる**「贅沢も知っている」**人といえるかもしれません．

ですので，極端な典型例としてですが，クオリティの高い治療が成り立つのは「頑固なオタクドクター」と，「知識が乏しく面倒くさがりだが贅沢も知っている患者」のコンビネーションとなるのです．

しかし，この2者の間には**埋めようのない亀裂**が走っていることは容易に想像できるでしょう．

この亀裂について，ジェフリー・ムーアの「キャズム理論（**図1**）[1］」を当てはめて考えてみましょう．

キャズム理論は，新しいハイテク製品が市場に投入されて，どのように浸透していくかという製品ライフサイクルについて解説した理論です．

新製品が発表されると，まずこれらを購入するのは，「イノベーター」や「アーリーアダプター」と呼ばれる人々で，他者に先んじて投資しようとするビジョナリーです．iPhoneが最初に発表されたときに並んででも買いに行くようなタイプです．いま，オフィスにCTがあったり，3Dスキャナー

Ⅴ　世界に負けない日本ならではのクオリティを

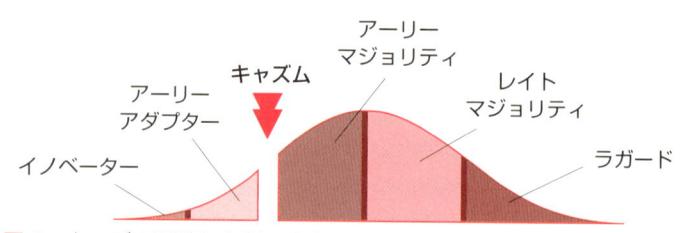

図1 キャズム理論に歯科のドクターと患者さんを当てはめてみると……
頑固なオタクドクター：イノベーターもしくはアーリーアダプター
知識が乏しく面倒くさがりだが贅沢も知っている患者さん：
　　　　　　　　　　　アーリーマジョリティもしくはレイトマジョリティ
キャズムを越えたコミュニケーションが必須

や3Dプリンターを持っているというドクターは，このグループといえるでしょう．

　次に製品を買うのは「アーリーマジョリティ」と呼ばれる人々で，実利主義者であり，普及の鍵を握ります．他者の導入事例を確認してからその製品を購入します．
　その次の「レイトマジョリティ」は「みんなが使っているから」派です．業界標準が確立されるのを待ち，手厚いサポートを受けるために実績のある大企業から製品を購入したがるタイプの人々です．iPhoneがdocomoから出るのを待ち構えていたような人たちですね．
　さらに，「ラガード」というハイテク嫌いの無関心層があり，これは仕方なくメールの機能が入った携帯電話を使っているようなお年寄りといったところです．

　この製品ライフサイクルの中で，アーリーアダプターとアーリーマジョリティの間には溝が存在し，それを「キャズム」とジェフリー・ムーアは呼んでいます．製品を広めようとするときにもっとも難しいのはこのキャズムを越えることで，先行事例と手厚いサポートを必要としている顧客を，それらなしで攻略しようとするには困難が伴うとされています．

このキャズム理論を,「腕のよいドクターの治療」という商品を「難症例の患者さん」という顧客に普及させるという場合に当てはめて考えてみましょう.

　腕のよいドクターの治療は,頑固なオタク職人が開発した新しいハイテク製品のようなものです.したがって,本来「イノベーター」や「アーリーアダプター」と呼ばれる人にしか受け入れられません.ところが「難症例の患者さん」は知識が乏しく面倒くさがりで贅沢も知っているわけで,明らかに「アーリーマジョリティ」もしくは「レイトマジョリティ」と考えられます.そこにはキャズムに相当する溝が存在するのです.

　ですから,**ハイクオリティな治療を達成するには,このキャズムを越えるコミュニケーションとサポートが必要になるのです.**

　しかし,長期にわたる治療の間,ドクターだけで患者さんと良好なコミュニケーションを築き続けるのは非常に困難です.そこで,そのキャズムを埋める役割を果たすのが,歯科医院に勤める他のスタッフたちです.スタッフの役割は,ドクターと患者さんのコミュニケーションを円滑にし,患者さんの気持ちに寄り添ってサポートするというとても重要なものなのです.

　われわれ歯科医は誰もが,患者さんの「機能的で審美的な咬合」を目指しています.しかし,それはドクターだけで達成されるものではなく,**専門性を身につけた腕のよいドクターと,連携治療でチームを組める他科の専門医と,患者さんとのコミュニケーションの溝を埋めるスタッフたちのチームワークで達成されるのです.**

　そして,そのチームワークによって,歯科治療のクオリティはレベル2へとアップしていきます.

Ⅴ-2 多忙なビジネスマンにフロスをさせろ！
健康な口腔を維持させることができる状態（レベル2）

　Ⅰ章で，理想的な歯科治療はサステイナブルな治療であるということを述べました．それは，「健康な口腔の持続可能な状態」をつくり，それを「維持・継続させること」でした．

　キャズムを越えたコミュニケーションによって，「機能的で審美的な咬合」が得られたとして，それは「健康な口腔」を維持するための入り口です．これを「持続可能な状態」として「維持・継続させる」必要があります．
　この段階では，患者さん自身の役割が大きくなってきます．治療前には口腔の健康に対する意識や知識のレベルが低かったとしても，健康な口腔の維持には正しい知識とスキルを身につけてもらわなければいけません．
　それには，どのようなアプローチが必要でしょうか？

　先ほどあげた難症例の患者さんの特徴を復習すると，「知識が乏しく」，「面倒くさがり」で，「贅沢も知っている」ということでした．すべての患者さんは多かれ少なかれ，このような特徴を併せもっています．このような患者さんに対して，「正しい知識をもち」，「セルフケアをきちんとして」，「治療に満足して」いただくためにはどうすればよいでしょうか？

　まず，「贅沢も知っている」患者さんは上質のサービスを求めるため，それがなければ満足してくれないでしょうし，そもそも治療を受けてもらえないかもしれません．医療サービス以前の診療内容に関しても，医薬産業政策研究所の調査によれば，「患者と医師の十分な対話」は患者満足度に大きく影響します[2]．しかし，病気の情報について，十分に提供されていると感じている患者が37％に対し，十分に提供していると考えている医師は70％と，患者と医師の認識が，大きく乖離していることを伺わせます．

2013年6月，岩手県議会議員が病院で自分のことを番号で呼ばれたことに腹を立て，「ここは刑務所か．名前で呼べよ」などとブログに書いて炎上し，その後，この議員が自殺するという事件がありました．議員の書き方にも問題があったのかもしれませんが，病院のサービスとして医療関係者側に改善すべき点はなかったのか，少なくとも，**人として扱ってもらえなかったと感じる患者さんがいたというのは事実なのです．**

　しかし，医療サービスというものを考えるとき，たとえば高級ホテルのような「お客様の好みに沿った」ラグジュアリーなサービスがよいのかというと，そう単純ではありません．なぜなら医療のゴールに到達するには，医療者側の努力だけでなく，患者さんの協力も必須だからです．

　多忙なビジネスマンに，ブラッシングに加えてフロッシングをしてもらわなければならないかもしれないし，塾通いで忙しい受験生に，塾を休んで通院してもらわないといけないかもしれません．これらは患者さん自身にがんばってもらわねばならないことですが，患者さんにとっては時に大きな負担と感じられることもあるでしょう．

　重要なのは，**長期にわたる治療の成否は，医療者と患者さんのチームワークで達成されるということを，治療の最初から患者さんに理解していただくことです．**医療者も患者さんも同じゴールを目指すチームの一員．医療者側への一方的なお任せ治療では，サステイナブルな治療は達成できないのです．

　サステイナブルな治療という目的に沿った医療サービスを考えれば，医療者側は，患者さんみずからが口腔健康の維持を進んで行ってくれるようなアプローチをすべきです．そのためには，**歯科治療の期間中は患者さんとのコミュニケーションのチャンス**と捉えて，継続的に患者さんの知識を増やし，スキルを習得し，新しい習慣を身につけてもらうよう働きかけていく必要があります．

それまで知識が乏しく面倒くさがりだった患者さんと，このようなゴールを達成するためには，継続的なコミュニケーションが必須です．そのようなコミュニケーションのために，以下のような工夫をします．

1．計画的にかかわること

治療前の患者さんは「知識が乏しい」状態ですので，治療の初期から学習プログラムを開始します．わかりやすい説明とすみやかな始動が必要で，治療段階に応じて，**意識的にキーとなるコミュニケーションのチャンスを設けます**．

患者さんとのコミュニケーションのタイミングは，初診相談時に始まります．そして，資料を採って診断と治療方針を決定するとき，カリエスリステスト時，ブラッシング指導時，毎回の処置の説明時，そして治療終了時など，治療段階に応じたタイミングがあり，それぞれ目的が異なります．

治療初期で重要なのは，診断のときのコミュニケーションでしょう．このときもっとも大切なことは，患者さんと医療者側とで治療ゴールを共有することです．そして，共通のゴールに向かうには，患者さんの協力が不可欠であるということを十分に説明し，**「私たちはチームなんだ」という認識**をもってもらいます．日常生活で口腔内を清潔に維持するのは患者さん自身の責任であるということも，指摘しておく必要があります．

治療方針の説明はドクターが行いますが，協力の概念などについては，患者さんが話をしやすいトリートメントコーディネーターが行ってもよいでしょう．

実際に治療に入っていくと，歯科衛生士の役割が大きくなってきます．齲蝕や歯周病に対する個別の予防対策を指導したり，治療に対する患者さんの心配事や疑問点などに答えていくことで，口腔の健康に対する患者さんのモチベーションを上げるようなコミュニケー

ションをとっていきます．

そして，治療が終了するときには，定期的なメインテナンスの大切さについて説明します．残念ながら，日本では「歯科医院は悪くなったらいくところ」と思っている人がまだまだ多いですが，定期的なメインテナンスを行うことで年をとっても自分の歯を多数維持できるというデータを示し，「歯科医院は歯をきれいにしにいくところ」という認識をもってもらいます．

これらのコミュニケーションは，そのつどしっかりと時間を取ってコンサルテーションするのがベストでしょうが，いまはさまざまなITツールがありますので，メールやウェブ，SNSなどを使ったコミュニケーションも採り入れれば，より有効だと思います．

2. 患者さんの成長段階に応じたプログラム

患者さんの意識・知識・行動レベルは，個人によって異なります．これらを評価して患者さん一人ひとりにフィードバックし，いわば**成長段階に応じたプログラム**を用意する必要があります（図2）．

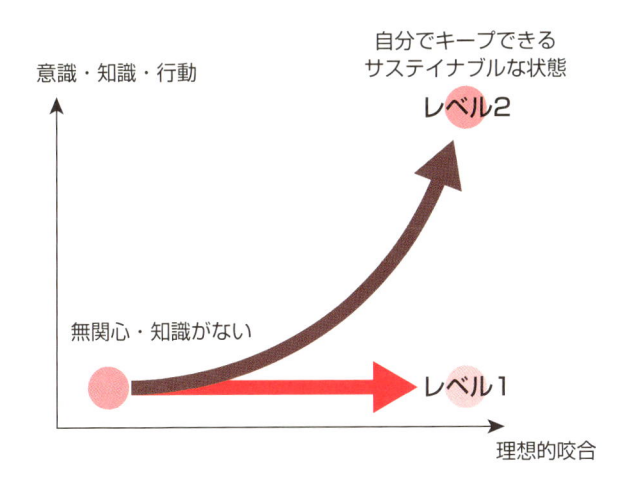

図2 レベル1からレベル2に移行するには患者さんの意識・知識・行動レベルの向上が必要

治療の最初の段階では，患者さんには正しい知識が乏しく，それらを正確に伝える必要があるので，ドクターや歯科衛生士との**「説明的コミュニケーション」**が大きな役割を果たします．これが意識や行動レベルになってくると，いわゆるコデンタルスタッフ，トリートメントコーディネーターやレセプショニストなど，オフィスにかかわるスタッフ主導による**「共感的コミュニケーション」**が威力を発揮し始めます．

　歯科の素人である患者さんにとって，ドクターや歯科衛生士は，いわば「向こう側の人」ですので，実際に意識レベルを変えようとか，行動しようというときには，「こちら側」の目線でコミュニケーションしてくれるアシスタントやレセプショニスト，コーディネーターの影響はとても大きなものです．患者さんに，いかに口腔の健康に興味をもってもらうかは，これらスタッフの腕のみせどころです．

3. 行動科学的手法とゲーミフィケーション

　さて，もう一つの患者さんの特徴は「面倒くさがり」でした．

　人はよいとわかっていることでもなかなか行動に移せないものです．しかし，サステイナブルな治療を成功させるためには，患者さんに，実際に行動してそれを継続してもらわなければなりません．つまり，行動習慣を変えてもらう必要があります．

　行動習慣を変えていくには，さまざまな方法がありますが，行動科学的アプローチもその一つです[3,4]．これは簡単にいえば，よいことをしたときに，**「よいことをした」というフィードバック**を与える（ほめる）ことにより，その行動を強化していくというものです．詳しくは書籍などを参照していただきたいのですが，たとえば私たちのオフィスでは，矯正治療の際にブラッシングがいき届いていて，矯正装置をきちんと使えている場合は木でできたコインがもらえ，集めた木のコイン数によって景品がもらえるといった工夫をしています（**図 3**）．

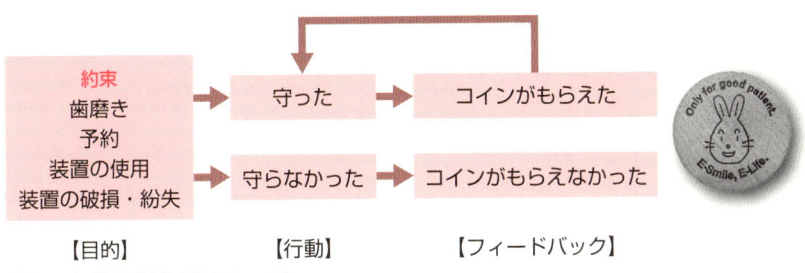

図3 行動科学的手法の一例

| 【目的】 | 【行動】 | 【フィードバック】 |

約束
- 歯磨き
- 予約
- 装置の使用
- 装置の破損・紛失

→ 守った → コインがもらえた
→ 守らなかった → コインがもらえなかった

　これをもっとシステマティックにして，教育を組み合わせた手法が，最近注目されている「ゲーミフィケーション」です[5〜8]．

　ゲームには，夢中になって長時間継続しやすいという性質があります．また，技術向上や獲得ポイント，使用できるアイテムなどがプレイヤーに明確に反映されて，成長していくという喜びがあります．これらの特徴を活かして，治療全体の学びのプロセスを，いわば大きなゲームとしてしまうのです．

　将来的には，医療分野にもこのようなサービスを行うシステムが登場するかもしれません．

　このようにして，「知識が乏しく」，「面倒くさがり」で，「贅沢も知っている」患者さんに対し，「計画的で継続的なコミュニケーション」，「成長段階に応じた学習プログラム」，「行動科学的手法」，「上質で適切な医療サービス」といったアプローチを組み込みます．健康な口腔の持続可能な状態をつくり，それを維持・継続させる，「サステイナブルな治療」はそれらすべてを包括してはじめて達成されます．

　この状態がクオリティオブトリートメントのレベル，すなわちレベル2です．

V-3 歯科医療はもはや医療ではなくなる
オーラルパワーが日本を変える（レベル3＆4）

　レベル2で患者さんは「健康な口腔の持続可能な状態」となり，それを「維持・継続させる」ことができるようになりました．

　そして，次のレベル3は，クオリティオブライフのレベルです．
　歯科治療の真の目的は，患者さん個人レベルでいえば，その方の人生のクオリティをより高めて人生を楽しんでいただくことです．**口腔の健康が人生に与えるパワー，オーラルパワーは想像以上に大きい**ものです．

　直接的には齲蝕や歯周病，噛み合わせの問題を解消し，文字通り口腔の健康を向上させます．さらに口腔の健康に関連する全身疾患として，早産や低体重児出産・認知症・脳卒中・高血圧・肝臓病・糖尿病や心臓病などの循環器疾患，肺炎・気管支炎・インフルエンザなどの呼吸器疾患などがあげられており，口腔を健康に保つことはこれらの予防に効果があるといわれています．
　より大きな視点でみれば，オーラルパワーは国民の医療費などにも大きな影響を与えるはずで，経済的にも大きな違いが現れるでしょう．

　ここで，一人の患者さんの例を紹介したいと思います．その方は58歳の男性で，歯周病と歯の欠損と叢生があり，PAOO（骨造成を伴う歯周外科処置を併用した矯正治療）を行った後，インプラントを埋入しました．この患者さんは治療前，ブログにこういうことを書かれていました．

　「……歯並びがよくなったら何をしたいか．映画俳優になろうと思った．どうせ役回りはダイハードとかターミネーター．忘却力の偏差値はトップ

だったから,セリフは覚えられないのでダメ.そこで笑顔を振りまいて弁舌爽やかにと思ったが,面白くないと笑えない.弁舌巧みに人をだますに決まっているからダメ.だから,歯並びがよくなったら,野菜と肉をしっかり食べて,ウェイトトレーニングとランニングをやって体力と気力をつけて悪事に励む.きれいな歯並びでにやりと笑うとすごみが出るぞ.……」

　元々この方は山歩きが趣味でしたが,治療前はランニングなどをしてもすぐに疲れて長く走れなかったそうです.ところが治療後は,1時間走り続けても疲れを覚えなくなったとか.60歳を過ぎてからはじめてアメリカの山に挑戦し,以降,毎年のように,カリフォルニア州にある John Muir Trail という全長 340 km のトレッキングコースを踏破し,ハイキングに関する著書まで出版されました[9]．

　これらは直接的に健康にかかわるパワーですが,レベル2を達成する過程で得た知識や意識も,患者さんの考え方に影響を与えているはずです.努力が成果に結びつくという考え方,投資が成果に結びつくという考え方,プロをうまく利用することが成果に結びつくという考え方,協力してくれた家族や周りの人への感謝などが,無意識に身についていると思います.
　また,こうした知識は,患者さんの周りの人の健康意識,たとえば子育てや食習慣,タバコやソフトドリンクを避けるという習慣などにも影響を与えているでしょう.

　さらに,きれいな歯と歯並びは,人と人とのコミュニケーションレベルに大きく影響します.
　写真を撮るとき,はじめての人と挨拶をするとき,就職のとき,結婚のとき,仕事のとき,**人と出会うすべての瞬間で,ポジティブな印象を与えることができる**からです.美しい口元はこうしたセルフイメージにも反映し,健康に対する自信,審美に対する自信,行動に対する自信などに現れてきます.

そう，**オーラルパワーは人生を変える**のです．

　これらすべての効果がオーラルパワーです．オーラルパワーは健康と笑顔と自信を伝播し，**未来の社会を変える**ことにつながるのです．ここまで来れば，社会のクオリティを変える，クオリティオブソサエティのレベル，すなわちレベル4です．

　このようなレベルを達成するには，コミュニケーションレベルも変えていかなければなりません．

　患者さんとのコミュニケーションレベルは，レベル2のところでも述べたように，まず，歯科医や歯科衛生士が患者さんに説明し，教育する「説明的コミュニケーション」に始まります．そして，こうした基礎的知識を十分に得られれば，今度はコデンタルスタッフ主導の「共感的コミュニケーション」となっていきます．こうして患者さんは，自分自身が口腔の健康に対して主導権を握る主体的な存在へと変化していきます．

　そしてレベル3＆4においては，さらに一歩進んで，もはや歯科医院とか歯科治療を受けにいくという受け身の状態を離れ，患者さん主導で，われわれ歯科プロフェッショナルは単に患者さんをプロとしての立場からサポートする「共存的コミュニケーション」へと移行していきます（図4）．
　患者さんが別の患者さんを教育するような，社会の常識が変わるような状況へとパラダイムシフトが起こる，そういうレベルでのコミュニケーションが社会に広がることではじめて，歯科というプロフェッショナルが現在の日本社会に対する責任を果たしたといえる，クオリティの高い仕事が達成できたといえるのではないでしょうか．

　しかし，現状ではまだレベル0ともいえるような状況が私たちの前には広がっています．歯科のプロフェッショナルがオーラルパワーを患者さんに

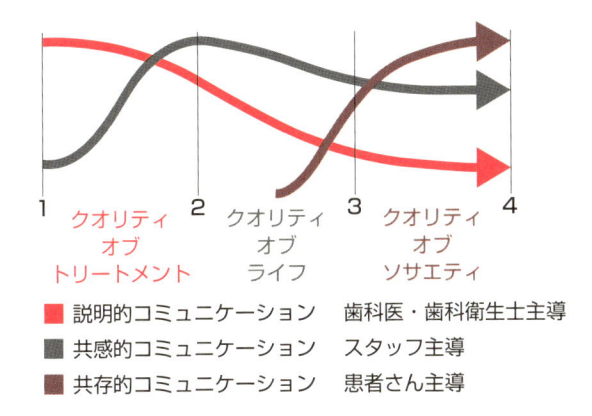

図4 治療のクオリティとコミュニケーションのレベル

1　クオリティオブトリートメント
2　クオリティオブライフ
3　クオリティオブソサエティ

- 説明的コミュニケーション　歯科医・歯科衛生士主導
- 共感的コミュニケーション　スタッフ主導
- 共存的コミュニケーション　患者さん主導

与え続けることで，今後の社会は必ず大きく変わっていくと思います．

そこではもはや，歯科医療は病気を治す「医療」という枠組みではなくなり，身体のケアの一貫として捉えられるようなサービスになっているでしょう．

口腔を起点とした，健康と生活をより豊かに楽しむための方法を身につけ，学べる場として，歯科医院が誰でも気軽に楽しく訪れることのできる場所になっていけばよいと思います．

口は，食物を食べるというインプットの器官であり，話すというアウトプットの器官であり，歯は**24時間身につけている「天然のジュエリー」**です．

多くの方たちの天然のジュエリーを輝かせ，健康な人生をつくっていく，そんな未来を引き寄せられるかどうかは，私たち歯科のプロフェッショナルが，いま，何をするかにかかっているのです．

（有本　博英）

■文　献

Ⅰ．日本の歯科は未開の地
1) 歯科 セレブ医院からガード下まで，5人に1人はワーキングプア．週刊東洋経済，4月28日・5月5日合併特大，2007．
2) 歯科医「倒産ラッシュ」の悪夢．ZAITEN（財界展望），7月号，2013．
3) 有本博英，賀久浩生，篠原範行：非抜歯矯正治療．医歯薬出版，東京，2011．
4) 川渕孝一：歯科治療費（診療単価）の国際比較．社会保障国民会議サービス保障（医療・介護・福祉）分科会（第6回），2008年7月31日．
5) http://www.shikadaikyo.or.jp/publication/pdf/04_04.pdf
6) Kanomi R：Mini-implant for orthodontic anchorage. *J Clin Orthod.* 31(11)：763〜767, 1997.
7) Eke PI, Thornton-Evans G, Dye BA, Genco R：Advances in Surveillance of Periodontitis: The Centers for Disease Control and Prevention Periodontal Disease Surveillance Project. *J Periodontol*, 11：1〜9, 2012.

Ⅱ．武器を手に入れる歯科医ライフ
1) 瀧本哲史：僕は君たちに武器を配りたい．講談社，2011．
2) グレゴリー・ベイトソン：精神と自然―生きた世界の認識論．新思索社，2006．
3) W・チャン・キム，レネ・モボルニュ：ブルー・オーシャン戦略――競争のない世界を創造する（Harvard business school press）．ダイヤモンド社，2013．
4) 有本博英：歯の矯正という文化を育てて来た米国矯正歯科医会．ザ・クインテッセンス，30(10)：207〜209，2011．
5) トーマス・フリードマン：フラット化する世界．日本経済新聞社，2006．
6) 藤田康人：99.9％成功するしかけ　キシリトールブームを生み出したすごいビジネスモデル．かんき出版，2006．
7) 前川ヤスタカ：八重歯ガール．朝日新聞出版，2011．

Ⅲ．学校では習わないビジネスの話 1　他とは違うオフィスを目指す
1) http://www.mitsue.co.jp/case/glossary/m_009.html
2) 楠木　建：ストーリーとしての競争戦略―優れた戦略の条件．東洋経済新報社，2010．
3) 茂木健一郎．感動する脳．PHP研究所，2009．

Ⅴ．世界に負けない日本ならではのクオリティを

1) ジェフリー・ムーア，川又政治訳：キャズム．翔泳社，2002．
2) 山内一信ほか：医療消費者と医師とのコミュニケーション―意識調査からみた患者満足度に関する分析―．医薬産業政策研究所，リサーチペーパー・シリーズ，No.29，2005．
3) 石田　淳：行動科学を使ってできる人が育つ！　教える技術．かんき出版，2011．
4) 深井穫博，中村讓治，文元基宝：困った患者さんにどう活かす　診療室の行動科学―成人へのアプローチ編―．クインテッセンス出版，2008．
5) ケビン・ワーバック，ダン・ハンター：ウォートン・スクール　ゲーミフィケーション集中講義．阪急コミュニケーションズ．
6) 岡村健右：ゲームの力が会社を変える　ゲーミフィケーションを仕事に活かす．日本実業出版社，2012．
7) 井上明人：ゲーミフィケーション―〈ゲーム〉がビジネスを変える．NHK出版，2012．
8) 深田浩嗣：ソーシャルゲームはなぜハマるのか　ゲーミフィケーションが変える顧客満足．ソフトバンククリエイティブ．
9) 村上宣寛：ハイキング・ハンドブック．新曜社，2013．

【著者プロフィール】

『非抜歯矯正治療　Molar Oriented Orthodontics の実際（医歯薬出版, 2011）』の著者．

賀久は，この方法の元となった CAD テクニックを日本に伝えた Greenfield の後輩（ボストン大学矯正歯科）という縁で，当時セミナーを主催していた TP ジャパン社の大竹社長に誘われ，通訳としてセミナーにかかわることになる．

そのセミナーを受講した有本は，症例の素晴らしさに感動し，単身 Greenfield のフロリダのオフィスを訪問．その意気を買われて同セミナーのインストラクターに抜擢される．

篠原は，有本と大阪歯科大学矯正歯科の同期であり，CAD テクニックをきわめるため，開業直後であったが同じくインストラクターとなる．

以来，3人は年2～3回開かれるセミナーを通じて CAD テクニックをアップデートし，MOO テクニックとして体系づけ，それをまとめたものが，前著である．

この MOO テクニックについて，賀久・有本は2002年，篠原は2005年のアメリカ矯正歯科医会で招待講演を行い，以降，日本はもとよりイタリア，インド，韓国，フィリピン，中国，タイなどでセミナーや講演などを多数行っている．

また，受講生をメンバーとした日本非抜歯矯正研究会を設立し，研究会で発表した症例展示はアメリカ矯正歯科医会の最優秀アワードを受賞した．

3人ともに矯正治療をスタッフ・患者とのチームで達成することととらえ，オフィスぐるみでアメリカの学会に参加したり，スタッフセミナーなどを行い，歯科治療をいかに楽しむかということを追求している．

【著者略歴】

有本博英
1966年和歌山生まれ．大阪歯科大学大学院修了．歯学博士．
米国アングルソサエティレギュラーメンバー．
医療法人イースマイル矯正歯科理事長．

賀久浩生
1964年東京生まれ．東京歯科大学卒．カリフォルニア大学サンフランシスコ
校研修医プログラム修了．ボストン大学大学院修了．
TP Orthodontics社・Ortho Organizers社コンサルタント．
医療法人恵明会理事長．

篠原範行
1958年大阪生まれ．大阪歯科大学卒．
日本矯正歯科学会専門医．
医療法人スマイルオン矯正歯科理事長．

一歩抜け出す未来志向の歯科医ライフ　ISBN978-4-263-44412-2

2014年2月20日　第1版第1刷発行

著　者　有本博英
　　　　賀久浩生
　　　　篠原範行
発行者　大畑秀穂

発行所　医歯薬出版株式会社

〒113-8612　東京都文京区本駒込1-7-10
TEL.(03)5395-7638(編集)・7630(販売)
FAX.(03)5395-7639(編集)・7633(販売)
http://www.ishiyaku.co.jp/
郵便振替番号 00190-5-13816

乱丁，落丁の際はお取り替えいたします　　印刷・あづま堂印刷　製本・皆川製本所

© Ishiyaku Publishers, Inc., 2014. Printed in Japan

本書の複製権・翻訳権・翻案権・上映権・譲渡権・貸与権・公衆送信権（送信可能化権を含む）・口述権は，医歯薬出版（株）が保有します．

本書を無断で複製する行為（コピー，スキャン，デジタルデータ化など）は，「私的使用のための複製」などの著作権法上の限られた例外を除き禁じられています．また私的使用に該当する場合であっても，請負業者等の第三者に依頼し上記の行為を行うことは違法となります．

JCOPY ＜(社)出版者著作権管理機構　委託出版物＞

本書を複写される場合は，そのつど事前に(社)出版者著作権管理機構（電話03-3513-6969，FAX 03-3513-6979，e-mail : info@jcopy.or.jp）の許諾を得てください．

非抜歯矯正治療の決定版, 好評発売中!

- 1994年の初来日以来, 日本に非抜歯矯正の議論を巻き起こしたGreenfieldのCADテクニックをベースにした, MOOテクニックの本格的解説書.
- 非抜歯矯正治療を"臼歯のリポジショニング"というコンテクストの中に位置づけることにより, 長期に調和し持続可能性のあるサステイナブルな歯科矯正治療が可能となることを提唱する画期的な一冊.
- 最新のインプラント矯正や歯周再生治療まで包括的に取り込んだ治療システムが提示されているため, 矯正専門医のみならずインターディシプリナリー治療を行う一般歯科医にとっても新しいコンセプトによる治療への道しるべとなるでしょう.

CONTENTS
- Ⅰ 治療哲学
- Ⅱ 治療戦略
- Ⅲ 治療戦術
- Ⅳ MOOの臨床(16症例)

■A4判変型／288頁／オールカラー
■定価 (本体 22,000円＋税)
ISBN978-4-263-44348-4

非抜歯矯正治療
Molar Oriented Orthodonticsの実際

有本博英・賀久浩生・篠原範行　[著]

推薦の言葉より (抜粋)

本書は, 非抜歯の矯正治療という特徴的な分野において経験と実績を重ねた3人の著者の, 膨大な症例とその写真を通してまとめられた, 診断から治療に至る集大成である.

彼らのMOOという方法は, N.Cetlinの哲学から導きだされたものであり, 患者の協力を要しないテクニックに志向して改善を重ねられた. そのコンセプトの革新性の背後にある概念は, ほとんどの不正咬合でみられる臼歯の近心舌側傾斜とローテーションを, まずリポジションしていくという発想である.

本書にはこのテーマの最新の情報が, 明瞭に, かつ流れるように書かれており, とても興味深いものになっている. 若いドクターからエキスパートまでぜひお読みいただきたい. 本書が矯正歯科という領域に貢献し, その幅を広げることは間違いないといえよう.

前ナポリ第二大学歯科矯正学講座教授　イタリア非抜歯矯正学会 会長　**Adolfo Ferro**

非抜歯による矯正治療について, これほど集中的にその理念 (本書では哲学) から臨床にいたるroad mapが, 見事にかつ詳細に描かれたものは, 珍しい. 抜歯・非抜歯に関わらず, 新たな発見が本書の随所に秘められている. 非抜歯に関する先達の, N. Cetlin, R. Greenfield 両師の業績を凌ぐ力量を思わせる, 歴史に残る1冊になるはずである.

ゆっくり時間をかけて読むに値する, 学ぶことの多い著作である.

昭和大学名誉教授　**福原達郎**

本書は, 治療哲学, 治療戦略, 治療戦術, MOOの臨床, の4編で構成されている. この構成は, 矯正歯科の領域ではユニークで新鮮な驚きを与えるかもしれない.

最初の「治療哲学」では, 文字通り著者らが基盤とする治療哲学が熱く語られている. 最初に臼歯の整直と遠心移動を行って臼歯の位置づけを正し, それを基準にして切歯を配列すると広く丸い歯列弓形態が得られ, その正常咬合は安定的に維持されるという. この「治療哲学」が本書の立脚点であり, 『非抜歯矯正治療』の起点となるところである.

読者にはまず「治療哲学」を, 最初にしっかりと読んで頂きたいと願っている.

鹿児島大学名誉教授　**伊藤学而**

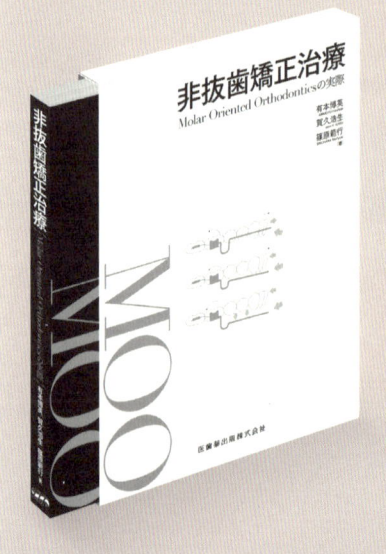

医歯薬出版株式会社
〒113-8612　東京都文京区本駒込 1-7-10
TEL.03-5395-7630　FAX.03-5395-7633
http://www.ishiyaku.co.jp/